Aktuelle Therapieprinzipien
bei der peripheren arteriellen
Verschlußkrankheit

Aktuelle Therapieprinzipien bei der peripheren arteriellen Verschlußkrankheit

---

Symposium

vom 25.—28. Oktober 1990

Herausgeber
H. Landgraf, Frankfurt

Mit Beiträgen von
H. Bisler
C. Diehm
J. D. Gruß
H. Hamann
W. Hepp
F. Jung
H. Kiesewetter
F. R. Matthias
K. Rauber
A. Scheffler
F. Spengel

Die Deutsche Bibliothek — CIP-Einheitsaufnahme

Aktuelle Therapieprinzipien bei der peripheren arteriellen Verschlußkrankheit: Symposium vom 25. — 28. Oktober 1990 / Hrsg.: H. Landgraf. Mit Beitr. von H. Bisler . . . — Braunschweig; Wiesbaden: Vieweg 1991
ISBN-13: 978-3-528-07827-0 e-ISBN-13: 978-3-322-84056-1
DOI: 10.1007/978-3-322-84056-1
NE: Landgraf, Helmut [Hrsg.]; Bisler, Horst

Herausgeber: Prof. Dr. H. Landgraf

Der Verlag Vieweg ist ein Unternehmen der Verlagsgruppe Bertelsmann Internation

Softcover reprint of the hardcover 1st edition 1991

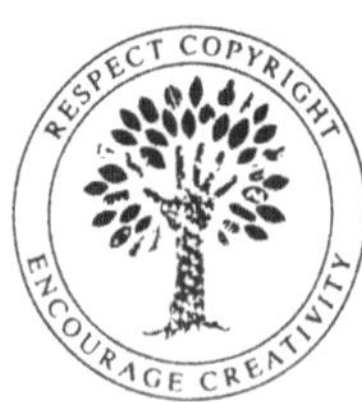

Redaktion: Dr. med. Christoph Müller-Löbnitz
Jürgen Weser

ISBN-13: 978-3-528-07827-0

Vorwort

Die rasche Entwicklung, vor allem invasiver aber auch nichtinvasiver Verfahren, bei der Therapie der peripheren arteriellen Verschlußkrankheit in den letzten Jahren macht eine aktuelle Standortbestimmung notwendig. Dies um so mehr, als die periphere arterielle Verschlußkrankheit in therapeutischer Hinsicht von verschiedenen Disziplinen (internistische Angiologie, Gefäßchirurgie und interventionelle Radiologie) betreut wird.

Es war daher sinnvoll, eine derartige Standortbestimmung unter Beteiligung erfahrener Experten aus den drei genannten Teilgebieten durchzuführen. Ziel eines dazu veranstalteten Symposiums im Herbst 1990 in Malta war es, aktuelle Therapieprinzipien im einzelnen darzustellen, ihre Bedeutung kritisch zu werten und interdisziplinär zu diskutieren. Von einer starren Systematik bei der Erstellung des Programms wurde dabei bewußt Abstand genommen, um den teilnehmenden Autoren möglichst große Freiheit bei der Auswahl ihres Themas zu lassen. Trotzdem, oder vielleicht gerade deswegen, kam es bei der Zusammenstellung des Programms zu einer umfassenden Darstellung der heute wichtigsten therapeutischen Prinzipien bei der peripheren arteriellen Verschlußkrankheit. Dies wurde sowohl bei dem Symposium im Herbst 1990 deutlich als auch bei der Zusammenstellung dieses Buches.

Der vorliegende Band enthält nicht nur die Manuskripte der einzelnen in Malta gehaltenen Vorträge, sondern auch Teile der zu diesen Vorträgen geführten Diskussionen, so daß der Leser auch über einige Fragen oder Kritikpunkte informiert wird.

Aus diesem Grund stellt das vorliegende Buch meines Erachtens eine gute

Grundlage für die Beschäftigung mit der aktuellen Therapie der peripheren arteriellen Verschlußkrankheit dar.
An dieser Stelle sei allen Autoren für ihre Mitarbeit gedankt, ebenso allen an der Fertigstellung dieses Buches Mitwirkenden, insbesondere dem Produzenten und dem Verleger.

H. Landgraf

Frankfurt am Main, im Juni 1991

Referenten- und Autorenverzeichnis

Dr. med. H. Bisler, Elisabeth-Krankenhaus, Moltkestraße 61, 4300 Essen 1

Prof. Dr. med. C. Diehm, Universitäts-Klinik, Med. Klinik III, Bergheimer Straße 58, 6900 Heidelberg

Prof. Dr. med. J. D. Gruß, Krankenhaus des Kurhessischen Diakonissenhauses, Goethestraße 85, 3500 Kassel

Prof. Dr. med. H. Hamann, Kreiskrankenhaus Leonberg, Gefäßchirurgische Klinik, Rutesheimer Straße 50, 7250 Leonberg

Prof. Dr. med. W. Hepp, Freie Universität Berlin, Universitätsklinikum Rudolf Virchow, Standort Charlottenburg, Spandauer Damm 130, 1000 Berlin 19

Dr.-Ing. F. Jung, Universität des Saarlandes, Abt. f. klin. Hämostaseologie u. Transfusionsmedizin, Oscar-Orth-Straße, 6650 Homburg

Prof. Dr. med., Dr.-Ing. H. Kiesewetter, Universität des Saarlandes, Abt. f. klin. Hämostaseologie u. Transfusionsmedizin, Oscar-Orth-Straße, 6650 Homburg

Prof. Dr. med. H. Landgraf, Universitätsklinik, Abt. für Angiologie, Theodor-Stern-Kai 7, 6000 Frankfurt/Main

Prof. Dr. med. F. R. Matthias, Klinikum der Justus-Liebig-Universität, Medizinische Klinik I, Klinikstraße 36, 6300 Gießen

Dr. med. K. Rauber, Klinikum der Justus-Liebig-Universität, Röntgenabteilung Innere Medizin, Klinikstraße 36, 6300 Gießen

Dr. med. A. Scheffler, Aggertalklinik, 5250 Engelskirchen

Prof. Dr. med. F. Spengel, Poliklinik der Universität München, Abt. Angiologie, Pettenkofer Str. 8 a, 8000 München 2

Inhaltsverzeichnis

Der femoro-popliteale Bypass: Venen- oder Kunststofftransplantate?

H. Hamann

Kreiskrankenhaus Leonberg, Gefäßchirurgische Klinik, Leonberg

Da können Sie mal sehen, wie im Zeitalter des technischen Fortschritts das Pferd in zunehmendem Maß vom Automobil verdrängt wird, sagte der Ober zu dem Gast, der sich darüber beschwerte, daß er beim Zerteilen seines Steaks auf eine Metallschraube gestoßen war.

Wie im täglichen Leben, so haben die Errungenschaften der modernen Technik auch in unsere Operationssäle Einzug gehalten und unter uns Gefäßchirurgen scheint es mehr Automobilfans als Pferdeliebhaber zu geben: Die gute alte Saphena — über Jahrzehnte hinweg Ersatzmaterial der ersten Wahl für femoro-popliteale Rekonstruktionen — muß zugunsten hochwertiger künstlicher Blutleiter, bei denen Knautschzonen (Crimping), ABS (ABnehmbare Spiralverstärkung) und KAT (Kinderleichter AusTausch) zur Standardausrüstung gehören (Abb. 1), immer mehr weichen.

Von Zeit zu Zeit erforderliche, den steigenden Lebenshaltungskosten angepaßte Preiserhöhungen schrecken die High-Tech-Fans nicht. Für den künstlichen Gefäßersatz werden vor allem drei Argumente ins Feld geführt:

1. Die Langzeitergebnisse nach femoro-poplitealem Prothesenbypass sind — zumindest in supragenualer Position — in Abhängigkeit vom Temperament des Operateurs und von der Qualität des Statistikers (und vice versa) kaum schlechter als nach Rekonstruktionen mit der autologen Vena saphena magna (Abb. 2).
2. Rekonstruktionen mit alloplastischen Blutleitern sind aufgrund kürzerer Operationszeiten für Operateur und Patienten gleichermaßen von Nutzen. Für ersteren bedeutet die Zeitersparnis eine potentielle Erhöhung der Operationsfrequenz, für letzteren eine Verringerung des Operationsrisikos.
3. Die Vene ist zu Höherem berufen: sie sollte für eine eventuell notwendig

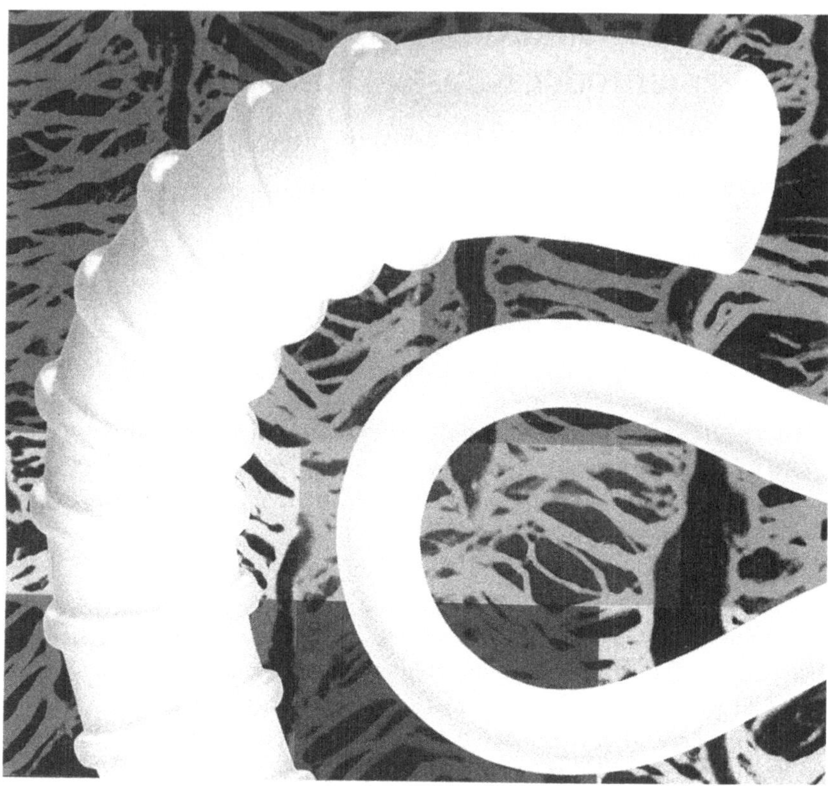

Abb. 1: Ringverstärkte expanded PTFE-Prothese

werdende Myokardrevaskularisation oder auch für crurale bzw. pedale Rekonstruktionen aufgespart werden.

Bei genauerer Betrachtung stehen diese Statements jedoch auf wackeligen, gleichsam amputationsgefährdeten Beinen. Nachgewiesenermaßen schneidet nämlich der Kunststoffbypass im Vergleich zur körpereigenen Vena saphena magna hinsichtlich Früh- und Spätergebnissen in supragenualer Position keineswegs besser ab (Abb. 3).

Der lange alloplastische Bypass bis zur Endstrecke der Arteria poplitea zeigt eine hohe Reobliterationsrate von 40—60 % für die beiden ersten postoperativen Jahre [20]. Nach fünf Jahren ist noch ein Drittel der implantierten Kunststofftransplantate durchgängig. Demgegenüber liegt die Erfolgs-

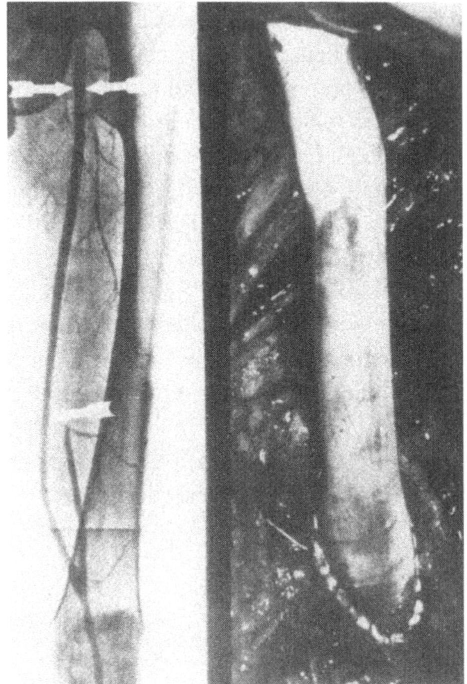

Abb. 2: Supragenualer femoro-poplitealer Bypass mit expanded PTFE-Prothese
a: Intraoperatives Arteriogramm
b: Operationssitus (distale Anastomose)

quote unter Benutzung der autologen Vena saphena magna nach fünf Jahren zwischen 64 und 90 % und nach zehn Jahren noch bei 44—60 % [13, 14, 15, 16, 17, 18].
Dieser gewaltige Nachteil steht in keinem Verhältnis zum Vorteil einer geringen Zeitersparnis, zumal infolge der Fortschritte der Anästhesie die Verlängerung der Operationsdauer um einige Minuten keine zusätzliche Gefahr für den Patienten bedeutet.
Last but not least dürfen auch wirtschaftliche Gesichtspunkte nicht unbeachtet bleiben:
Da nur ca. 5—10 % aller Patienten mit femoro-poplitealen Rekonstruktionen Kandidaten für einen aorto-koronaren Bypass sind und außerdem die

Vena saphena parva in dieser Position hinsichtlich biologischer Wertigkeit der Vena saphena magna in keiner Weise nachsteht, muß das Aufsparen der Saphena magna für eine potentielle Myokardrevaskularisation als — im wahrsten Sinne des Wortes — Sparsamkeit am falschen Ort bezeichnet werden. Sparsamkeit am rechten Ort bedeutet dagegen der Verzicht auf teuere, alloplastische Transplantate als Bypassmaterial der ersten Wahl:
Hierdurch können nämlich, wie die folgende Kalkulation aufweist, DM-Beträge in Millionenhöhe gespart werden:
Der femoro-popliteale Bypass ist die häufigste Gefäßrekonstruktion in der Bundesrepublik Deutschland. Im Zuge einer Fragebogenaktion ermittelte Becker im Jahre 1984 unter 37 673 chirurgischen Eingriffen am Arteriensystem 5 658 femoro-popliteale Bypasses, 3 059 in supragenualer und 2 599 in infragenualer Position [1]. Die effektive Zahl lag sicher noch höher.
Im Jahre 1990 werden in der Bundesrepublik Deutschland ca. 10 000 femoro-popliteale Bypasses angelegt werden. Wenn wir davon ausgehen,

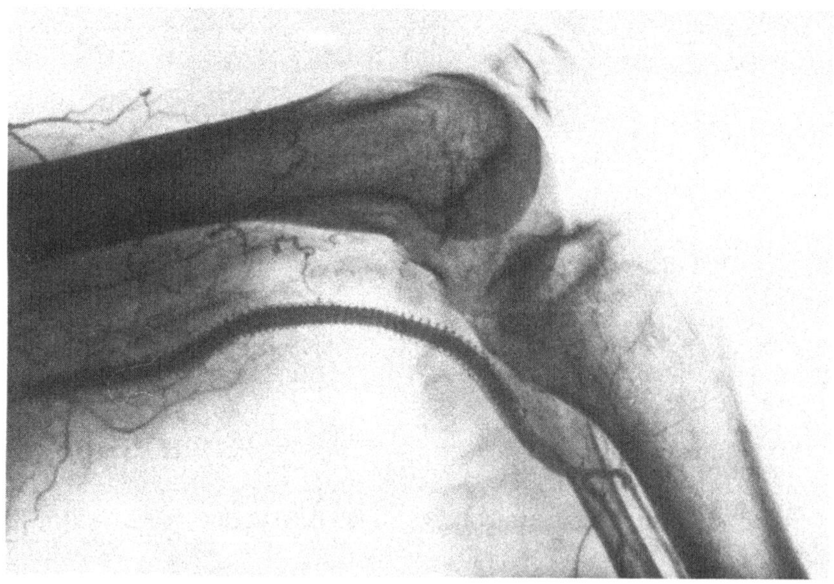

Abb. 3: Infragenualer femoro-poplitealer Bypass mit spiralverstärkter expanded PTFE-Prothese (postrekonstruktives Kontrollarteriogramm)

Tab. 1: Femoro-popliteale Bypasses in der Bundesrepublik Deutschland

1990
n = ca. 10 000
Kosten
bei einer Venenverwendungsrate von
50 %
und einem Prothesenpreis von
DM 2 500
= DM 12 500 000
Potentielle Einsparung:
DM 25 000 000
− DM 12 500 000
= DM 12 500 000

daß bei jedem zweiten Patienten die Vena saphena magna unbrauchbar oder nicht mehr verfügbar ist, verbleibt immerhin noch für 5 000 Beine die Alternative: Vene oder Kunststoff. Bei einem Prothesenpreis von ca. DM 2 500,— bedeutet dies, daß mit dem Verzicht auf die Vene zugunsten eines künstlichen Blutleiters zu unserem durch die steigenden Kosten im Gesundheitswesen belasteten Staatshaushalt für das Jahr 1990 zusätzlich 12,5 Millionen DM kämen (Tab. 1). Bei einer Venenverwendungsrate von 75 % (bei n = 10 000) ergibt sich die mögliche Einsparung von 18,75 Millionen DM (Tab. 2).

Aufgrund der hier aufgezeigten Tatsachen gilt nach wie vor der Grundsatz: Operationsmethoden der Wahl bei Verschlußprozessen der femoro-poplitealen Strombahn sind der autologe Saphena-Bypass und die Ausschälplastik (Thrombendarteriektomie = TEA).

Letztere wird vorzugsweise angewandt bei:

1. segmentären Arteria femoralis superficialis- und Arteria poplitea-Verschlüssen und

Tab. 2: Materialkosten für 10 000 femoro-popliteale Bypasses bei einer Venenverwendungsrate von 75 %

1990
n = ca. 10 000
Kosten
bei einer Venenverwendungsrate von
75 %
und einem Prothesenpreis von
DM 2 500
= DM 6 250 000
Potentielle Einsparung:
DM 25 000 000
– DM 6 250 000
= DM 18 750 000

2. langstreckigen Verschlüssen und Verschlüssen vom Übergangstyp, wenn diese leicht ausschälbar sind (keine stärkeren Gefäßverkalkungen; Abb. 4).

Die Ausschälplastik wird in der Regel als halbgeschlossene TEA ausgeführt: Die Arteriotomie erfolgt an der distalen Grenze des Verschlußprozesses (z. B. Endstrecke des Adduktorenkanals). Von hier aus wird der gesamte Intimazylinder durch retrograde Ringdesobliteration ausgehülst. Meist reißt der Intimazylinder am Übergang zu einem nicht erkrankten Arteriensegment ab und läßt sich durch die distale Arteriotomie entfernen. Bei ausgedehnten Verschlußprozessen (Übergangstyp, langstreckige Verschlüsse) empfiehlt sich eine zusätzliche Arteriotomie im Bereich der Arteria femoralis communis, damit die zentrale Desobliterationsgrenze und der Abgang der Arteria femoralis profunda unter Sicht des Auges revidiert werden können. Die Überprüfung der ausgeschälten Gefäßstrecke erfolgt durch Arteriographie oder Endoskopie.

Gegenüber den verschiedenen Bypassverfahren besitzt die halbgeschlossene TEA folgende Vorteile:
kurze Operationszeit, schnelle vollständige Intimaregeneration und Endothelialisierung, Möglichkeit der Nachkorrektur bei Rezidivverschluß (Bypass mit der erhaltenen Vena saphena magna).
Der autologe Venenbypass ist indiziert, wenn
1. stärkere Verkalkungen oder
2. langstreckige Verschlüsse mit eingeschränkter Ausstrombahn vorliegen,
3. einzelne Unterschenkelarterien revaskularisiert werden müssen (femorocruraler oder femoro-pedaler Bypass).

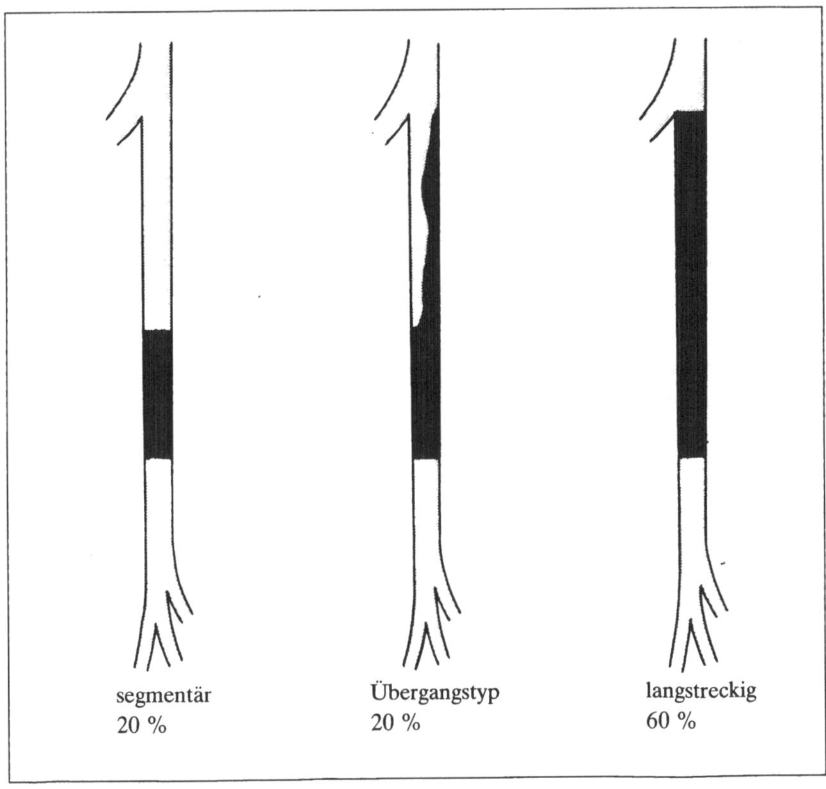

Abb. 4: Morphologie und relative Häufigkeit femoro-poplitealer Verschlüsse

Dabei wird die entnommene Vena saphena magna in umgekehrter Richtung (zur Ausschaltung der Venenklappen) nach Anschrägen der Gefäßstümpfe als freies Transplantat in die Arteria inseriert. Der zentrale Transplantatanschluß sollte möglichst im Bereich der Arteria femoralis communis, der distale Anschluß in einem intakten Segment der postokklusiven Arterie erfolgen (z. B. supra- bzw. infragenuale Arteria poplitea, Truncus tibiofibularis, Arteria tibialis anterior, Arteria fibularis, Arteria tibialis posterior, Arteria dorsalis pedis).

Beim venösen in-situ-Bypass werden lediglich das kraniale und das kaudale Ende der Vena saphena magna mobilisiert und mit der Arterie anastomosiert. Besonders bei langen femoro-cruralen und femoro-pedalen Bypassrekonstruktionen hat sich dieses Verfahren wegen des physiologischen Kaliberausgleichs der Vene an das Kaliber der Arterie (weites Lumen zentral, enges Lumen distal) bewährt [9, 12]. Ein weiterer Vorteil ist darin zu sehen, daß die Vena saphena magna nicht in ganzer Länge aus ihrem Gewebeverband ausgelöst wird. Um die Leitfähigkeit der Vene in Gegenstromrichtung zu ermöglichen, müssen sämtliche Venenklappen ausgeschaltet werden (offen nach Inzision der Vene oder mit Hilfe intraluminal eingeführter Venenstripper [10, 12, 22]). Alle wichtigen Seitenäste der in situ belassenen Vene werden ligiert, um die Ausbildung arteriovenöser Fisteln zu verhindern.

Bei nicht verfügbarer (bereits entfernter oder sklerosierter) bzw. ungeeigneter Vena saphena magna (Kaliber unter 4—5 mm, variköser Wandumbau etc.) kommt der Rückgriff auf subkutane Armvenen (Vena cephalica, Vena basilica) und — als ultima ratio — auf Kunststoffarterien oder Biotransplantate in Frage [3, 4, 5, 6, 8, 11, 19].

Wegen der hohen Reobliterationsrate sollte, wenn möglich, auf lange alloplastische Transplantate bis zur Endstrecke der Arteria poplitea oder zu den Anfangsstrecken der Unterschenkelarterien verzichtet werden. Eine Alternative beim Fehlen eines ausreichend langen Venensegments für kniegelenküberschreitende Rekonstruktionen stellen die sogenannten kombinierten Transplantate dar, bei denen im zentralen Abschnitt (bis erstes Popliteasegment) eine Kunststoffprothese (expanded Polytetrafluorethylen – PTFE –, gestrickte Dacron-Doppelvelourprothese) und im peripheren Abschnitt (kniegelenküberschreitend) ein autologes Venentransplantat Anwendung findet [2, 7] (Abb. 1—3).

Das zusammengesetzte Transplantat (Composite graft [14]) hat wegen seiner hohen Versagerquote keine praktische Bedeutung mehr. Zu einer wesentlichen Verbesserung der Langzeitergebnisse führte die Zwischenschaltung eines endarteriektomierten Segments der Arteria femoralis superficialis bzw. -poplitea (Hitch-Hike-Graft, Zweisprungbypass [2,21]).

Zusammenfassung:

1. Seit dem Jahr 1951, als Voorhees, Jaretzki und Blakemore die Verwendung von Fallschirmseide als Arterienersatzmaterial demonstrierten, sind mehr als 200 verschiedene Materialien in Tausenden von Tierversuchen getestet, laufend verbessert und nach bestandener tierexperimenteller Überprüfung beim Menschen implantiert worden. Obwohl mit der Entwicklung dünnwandiger, knickstabiler und mehr oder weniger antithrombogener PTFE-Prothesen in den 70er Jahren eine neue Aera der femoropoplitealen Bypasschirurgie begann, konnte aufgrund der besseren Langzeitergebnisse bei Verwendung der körpereigenen Vena saphena magna diese von ihrer Position als Ersatzmaterial der ersten Wahl nicht verdrängt werden.
2. Selbst bei ähnlich guten Resultaten, wie dies beim supragenualen femoropoplitealen Bypass der Fall ist, sollte der Vene aus Kostengründen der Vorzug vor dem Kunststoff gegeben werden.
3. Eine klare Indikation für die Primärversorgung eines Verschlußprozesses der femoro-poplitealen Achse mit einer Kunststoffprothese ist lediglich in den wenigen Fällen gegeben, in denen die Vena saphena magna für eine unmittelbar bevorstehende femoro-crurale bzw. femoro-pedale oder eine aorto-koronare Rekonstruktion in ihrer Unversehrtheit belassen werden muß — aber auch nur dann, wenn alternative Revaskularisationsmethoden wie Thrombendarteriektomie, Ballondilatation oder ähnliche Verfahren technisch nicht möglich sind oder bereits erfolglos durchgeführt worden waren.

Literaturverzeichnis

1 Becker HM, Stelzer G, Von Rudkowski AP. Gefäßchirurgie in Deutschland. Informationen des Berufsverbandes der Deutschen Chirurgen e.V. 1987; 9: 120.

2 Bliss BP, Fonseka N. „Hitch-Hike" grafts for limb salvage in peripheral arterial disease. Br J Surg 1976; 63: 562.
3 Dardik H, Dardik I. Successful arterial substitution with modified human umbilical vein. Ann Surg 1976; 183: 252.
4 Dardik H, Sussmann B, Jarrah M, Dardik I. Glutaraldehyde-stabilized umbilical vein prosthesis for revascularization of the legs. Am J Surg 1979; 138: 234.
5 Dardik H, Ibrahim IM, Sussmann B, Kahn M. Long-therm experience with the glutaraldehyde-stabilized human umbilical cord vein graft in 634 lower extermity revascularization bypass procedures. Res Clin Forums 1982; 4: 115.
6 Dardik H, Sussmann B, Ibrahim IM, Kahn M, Svoboda JJ, Mendes D, Dardik I. Distal arteriovenous fistula as an adjunct to maintaining arterial and graft patency for limb salvage. Surgery 1983; 83: 478.
7 De Laurentis DA, Friedmann P. Arterial reconstruction about and below the knee: another look. Am J Surg 1971; 121: 392.
8 Gall F, Franke F, Husfeldt J. Rekonstruktionsmöglichkeiten bei femoro-cruralen Arterienverschlüssen. Thoraxchirurgie 1977; 25: 83.
9 Gruss JD, Bartels D, Vargas-Montano H, Simmenroth HW, Schäfer G. Technische Aspekte des femoro-poplitealen und femoro-cruralen in situ-Bypass. Angio 1983; 5: 49.
10 Karmody AM, Leather RP, Corson JD, Young HL, Shah DM. The in situ saphenous vein arterial bypass by valve incision. In: Greenhalgh RM (Hrsg). Vascular surgical techniques. S. 191. Butterworth: London 1984.
11 Keshishian JM. Modified bovine graft for complex arterial problems. In: Dale WA (Hrsg). Management of Arterial Occlusive Disease. S. 185. Year Book Publishers: Chicago 1971.
12 Leather RP, Karmody AM. In situ saphenous vein arterial bypass. In: Rutherfold RB (Hrsg). Vascular surgery. S. 620. Sounders: Philadelphia 1984.
13 Linton RR, Darling RC. Autogenous saphenous vein bypass graft in femoral-popliteal obliterative arterial disease. Surgery 1962; 51: 62.
14 Linton RR, Wilde WL. Modifications in the technique for femoral-popliteal saphenous vein bypass autografts. Surgery 1970; 67: 234.
15 Nadji A, Barker CF, Berkowitz HD, Chu J, Robert B. Femoro-popliteal vein grafts for claudication-analysis of 100 consecutive cases. Ann Surg 1978; 188: 79.
16 O'Donnell JA, Brener BJ, Brief DK, Alpert J, Parsonnet V. Realistic expectation for patients having lower extremity bypass surgery for limb salvage. Arch Surg 1977; 112: 1356.
17 Szilagyi DE, Elliott JP, Hageman JH, Smith RF, Dall'Olmo CA. Biologic fate of autogenous vein implants as arterial substitutes: clincial, angiographic and histopathologic observations in femoro-popliteal operations for atherosclerosis. Ann Surg 1973; 178: 232.
18 Szilagyi DE, Smith RF, Elliott JP, Hageman JH, Brown F, Dietz P. Autogenous vein

grafting in femoro-popliteal atherosclerosis. The limits of its effectiveness. Soc Vasc Surg 33. Ann Meet Nashville/Tennessee 29.–30. 06. 1979.

19 TICE D, ZERBINO V. Clinical experience with preserved human allografts for vascular reconstruction. Surgery 1972; 72: 260.

20 VOLLMAR J. Rekonstruktive Chirurgie der Arterien. 3. Aufl., Thieme: Stuttgart, New York 1982.

21 VOSS EU, VOLLMAR J, HEYDEN B, RUDOLPH F. Chirurgische Therapie der chronisch aorto-iliakalen Arterienverschlüsse. Aktuel Probl Chir Orthop 1980; 15: 77.

22 VÖLFLE KD, LOEPRECHT H, WEBER H. Vereinfachung der femoro-cruralen „in-situ"-Bypasstechnik durch Einsatz der Gefäßendoskopie. Angio 1987; 9: 163.

Diskussion Prof. Hamann

Prof. Landgraf:
Vielen Dank, Herr Hamann, für diesen schönen Vortrag, vor allem für die klare Aussage. Gibt es dazu Fragen oder Kommentare?

Prof. Gruß:
Wir sind uns doch sicher einig, daß bei jeder cruralen Umleitung primär eine Vene erste Wahl sein sollte. Aber die Ergebnisse werden entscheidend von dem beeinflußt, was als Ausstrombahn übrigbleibt; ob drei Arterien, eine oder nur noch ein Segment einer Unterschenkelarterie zur Verfügung steht. Die Langzeitergebnisse der Bypass-OP hängen ganz entscheidend davon ab.

Frage:
Herr Hamann, sehen Sie Unterschiede in der Nachbehandlung zwischen den Venen- und Kunststofftransplantaten? Kann man bei Venentransplantaten auf die Markumarisierung verzichten?

Prof. Hamann:
Die Frage möchte ich mit „nein" beantworten. Ich würde beide Patienten nach Möglichkeit markumarisieren. Allerdings muß man die Risiken und Kontraindikationen der Markumarisierung sowie die Qualität der Ausstrombahn berücksichtigen. Die meisten Patienten, die wir sehen, haben jedoch eine sehr schlechte Ausstrombahn, so daß ich sie auf alle Fälle markumarisieren würde.

Frage:
Würden Sie beim Venenbypass länger als beim Kunststoffbypass markumarisieren?

Prof. Hamann:
Ich würde, wenn ich markumarisiere, grundsätzlich lebenslang markumarisieren.

Frage:
Zwei Fragen: 1. Gibt es eigentlich Untersuchungen darüber, ob verschiedene Kunststofftransplantate unterschiedliche Reokklusionsraten haben?

2. Wie würden Sie den Stellenwert der TEA im Vergleich zu anderen Operationstechniken beurteilen?

Prof. Hamann:
Es gibt keine randomisierte Studie, die die Vorteile des einen oder anderen Kunststoffes beweisen kann. Möglicherweise ist ein preiswerter Kunststoffbypass ebenso gut zu verwenden wie ein anderer, der wesentlich teurer ist. Bei der TEA sind die Ergebnisse eigentlich wie bei einem Venenbypass. Man muß aber beachten, daß die TEA andere Indikationen hat.

Frage:
Was würden Sie zum Beispiel bei einem Oberschenkelverschluß, 10—15 cm lang, vorziehen, TEA, Venenbypass oder Kunststoffprothese?

Prof. Hamann:
Ich glaube, daß ein isolierter 10—15 cm langer Oberschenkelarterienverschluß nicht operiert werden muß. Anders sieht es aus, wenn zusätzlich noch Unterschenkelarterienverschlüsse vorhanden sind. Dann ist es eine Gewissensfrage. Eine eindeutige Bevorzugung von TEA oder Bypass ist in diesen Fällen nicht möglich.

Prof. Gruß:
Kann ich zu der vorherigen Frage noch etwas sagen, Herr Hamann? Gerade wurde eine Studie abgeschlossen, die Herr Wagner in Wien organisiert hat. Untersucht wurde, welches nach dem Venentransplantat das zweitbeste Transplantatmaterial ist. Eine ganze Reihe europäischer Zentren in der Schweiz, Deutschland, Österreich, ich glaube auch einige in Frankreich, waren beteiligt. Sie hatten sich verpflichtet, während der letzten fünf Jahre, beim Nichtvorhandensein einer Vene, Wien anzurufen und dann aus fünf Transplantatmaterialien eines genannt zu bekommen. Verwendet wurden drei PTFE-Prothesen, Impra, Goretex, Vitagraft und zwei sogenannte biologische Materialien, die Omniflow-Prothese, ein aus Hammelrücken gezüchtetes Transplantatmaterial, und die menschliche Nabelschnurvene, also das Darwick Umbilical Graft. Diese fünf Gruppen wurden randomisiert und prospektiv gegeneinander getestet. Interessant ist, daß die biologischen Prothesen etwa das Doppelte kosteten, also gegenüber 2 500 DM rund 5 000 DM pro Prothese anzusetzen waren. Die Studie ist jetzt zum Abschluß

gekommen. Die endgültige Statistik ist noch nicht fertig. Die vorläufige Auswertung wird aber kurzfristig publiziert und zeigt für alle diese Transplantatmaterialien, ob teuer, ob billig, das gleiche Ergebnis. Wahrscheinlich ist die PTFE-Prothese der Firma Impra geringfügig besser als alle anderen, obwohl sie die billigste ist. Aber das, was sich von den sogenannten biologischen, also menschlichen Nabelschnur- und Omniflow-Prothesen an vielen Orten versprochen wurde, hat sich auf jeden Fall nicht bestätigen lassen. Die ganz einfache, weder ring- noch spiralarmierte PTFE-Prothese ohne zusätzliche Umhüllung wird vermutlich das beste Material der zweiten Wahl werden.

Frage:
Wie lang sind die Patienten während der Studie nachbeobachtet worden?

Antwort:
Fünf Jahre.

Frage:
Wegen der Reihenfolge des Transplantats haben wir mit britischen Gefäßchirurgen diskutiert. Die Briten verwenden bei elektivem Eingriff und Stabilisierung des Patienten primär Kunststoff, um sich die Vene für einen zweiten Eingriff freizuhalten, wenn der Patient eine kritische Ischämie hat. Wie halten es da die deutschen Gefäßchirurgen?

Prof. Hamann:
Also das wird in Deutschland sicher unterschiedlich gehandhabt. Ich würde anders entscheiden, weil ich gar nicht weiß, was mit dem Bein und mit der Vene innerhalb der nächsten Jahre passiert. Solange die Vene gut ist, würde ich sie verwenden.

Der fermoro-crurale Bypass, Problematik und Lösungsansätze

W. Hepp

Chirurgische Klinik und Poliklinik
Universitätsklinikum Rudolf Virchow, Berlin

Einleitung

Verbesserte chirurgische Techniken und Bypassmaterialien, größere Erfahrung in ihrem Management und postoperative medikamentöse prophylaktische Maßnahmen sind Gründe dafür, daß in den letzten Jahren bei zunehmender Zahl an femoro-distalen Bypassverfahren diese doch eine bessere Langzeitfunktion zeigten. Dies bedeutet mit anderen Worten eine grundsätzliche Verbesserung der Langzeitfunktion infragenualer Rekonstruktionen [2, 9, 18, 22]. Dennoch müssen wir immer noch 9—51 % Sofort- und Frühverschlüsse registrieren, was vom Graftmaterial und der peripheren Strombahn abhängig ist. Nach einer multizentrischen randomisierten Studie, die von Bergan, Veith u.a. [2] durchgeführt wurde, beträgt die patency rate des Venenbypasses 60 % nach zwei Jahren, die des Polytetrafluorethylen(PTFE)-Bypasses 22 %. Andere Autoren gaben ähnliche, nicht zufriedenstellende Zahlen an (Tab. 1) [2, 8, 10, 13, 18, 22, 23]. Die Patienten, die in diesen Bypasskollektiven erschienen, zeigten klinisch das Stadium der kritischen Ischämie und waren daher amputationsbedroht.

Problemstellung

Die genannten Schwierigkeiten waren Anlaß, verstärkt additive Maßnahmen medikamentöser oder chirurgischer Art zu suchen, um eine Verbesserung der Funktionszeiten zu erreichen. Hierbei erhebt sich die grundsätzliche Frage, welche Patienten für solche additiven Maßnahmen in Frage

Tab. 1: Kumulierte Funktionsraten nach kniegelenküberschreitenden Rekonstruktionen

Autoren	Material	distaler Anschluß	3 Monate	1 Jahr	2 Jahre	3 Jahre	4 Jahre	5 Jahre
Bergan u.a. (1982)	Vene	crural			60			
Bergan u.a. (1982)	PTFE	crural			22			
Veith u.a. (1986)	Vene	Arteria poplitea					68	
Veith u.a. (1986)	PTFE	Arteria poplitea					47	
Veith u.a. (1986)	Vene	infragenual					76	
Veith u.a. (1986)	PTFE	infragenual					54	
Müller-Wiefel u.a. (1989)	PTFE	dist. Arteria poplitea		88		74		
Müller-Wiefel u.a. (1989)	PTFE	crural				39		
Gruss u.a. (1990)	in-situ-Vene	dist. Arteria poplitea						67
Gruss u.a. (1990)	PTFE	crural						51
Grabitz u.a. (1990)	in-situ-Vene	Arteria tib. anterior	87					
Grabitz u.a. (1990)	PTFE	Arteria tib. anterior	53					
Schweiger u.a. (1990)	PTFE	crural (guter Abfluß)	91				38	
Schweiger u.a. (1990)	PTFE	crural (schlechter Abfluß)	81				33	
Hepp u.a. (1990)	PTFE	Arteria tib. anterior	76	59			50	

kommen. In anderen Worten ausgedrückt: Wie können die Patienten mit schlechtem peripherem Abfluß selektiert werden, die von dieser Technik profitieren würden. Klinische und dopplersonographische Kriterien der kritischen Ischämie erfüllen diese Forderungen nicht. Das gilt auch für die die Morphologie darstellende Angiographie, auch wenn sich hierfür zur Standardisierung einige Scores etabliert haben. Die Funktion und nicht die Morphologie ist in diesem Zusammenhang entscheidend. Ohne Zweifel ist der periphere Widerstand eines der wichtigsten Kriterien, wenn nicht sogar das wichtigste überhaupt, das in enger Beziehung zur Bypassfunktion steht. Es ist möglich, die Patienten, die von solchen zusätzlichen Maßnahmen profitieren würden, durch intraoperative Bestimmung des peripheren Widerstandes festzulegen. Ascer [1] führte als erster Untersuchungen unter diesem

Gesichtspunkt durch. In diesem Zusammenhang sind auch die Namen von MANNICK [17] und PARVIN [19] zu nennen. Die Technik von ASCER, der die Methode 1982 vorstellte, wurde jedoch nicht als Routinemaßnahme in die klinische Arbeit übernommen. Nur in sporadischen individuellen Fällen haben Gefäßchirurgen die intraoperative Messung durchgeführt. Dies galt als Zeichen, daß die Technik entweder zu schwierig im Handling oder zeitlich zu aufwendig oder letztlich bezüglich der Meßdaten nicht repräsentativ war. In den letzten zwei Jahren wurde jedoch in der Literatur wieder von neuen Ansätzen berichtet [5, 20].

Methode und Ergebnisse

In Zusammenarbeit mit Ingenieuren aus der früheren „Kunstherz-Arbeitsgruppe" um BÜCHERL haben wir 1988 eine Methode zur intraoperativen Bestimmung des peripheren Widerstandes entwickelt und diese erstmals 1989 auf der Jahrestagung der European Society for Artificial Organs in

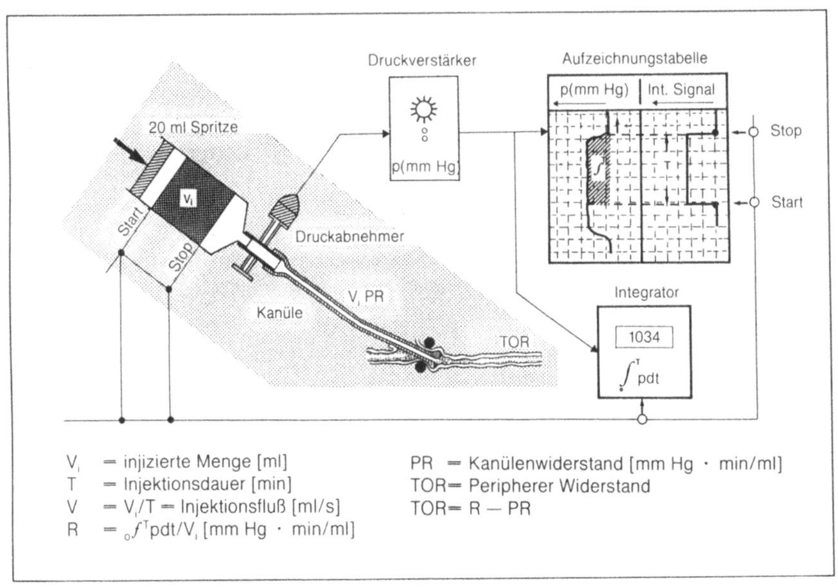

Abb. 1: Meßanordnung

Brüssel vorgestellt [3]. Die für den distalen Anschluß vorgesehene Unterschenkelarterie wird in Höhe der geplanten Anastomose längs eröffnet und eine normierte Metallkanüle eingeführt. Über diese wird der in der Arterie vorherrschende Druck mit einem Druckabnehmer via Druckverstärker aufgezeichnet. Die dabei in die Arterie eingegebene Injektatmenge ist definiert: 5 oder 10 ml einer körperwarmen Kochsalzlösung mit Heparinzusatz. Die Injektionszeit wird mit einem Ein-/Ausschalter auf zehntel Sekunden genau

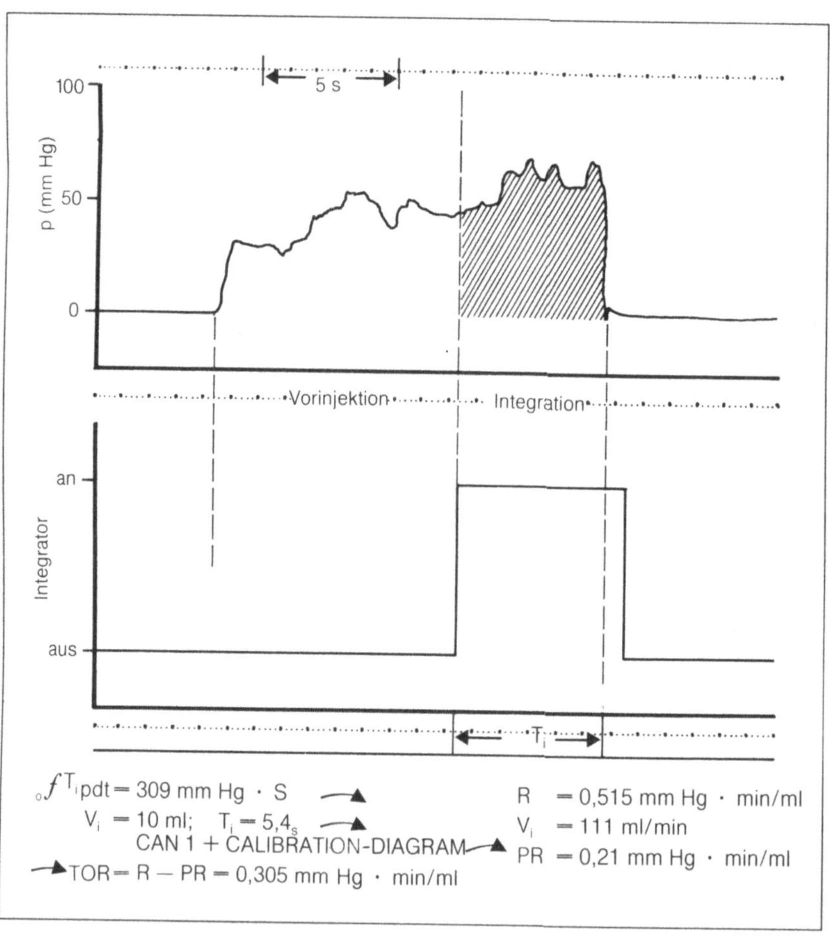

Abb. 2: Registrierungsbeispiel

registriert (Abb. 1). Anschließend wird nach der Gleichung R = pdt/V_i der Gesamtwiderstand berechnet. Unterschiedlich zu Ascer benötigen wir in unserer Berechnung jedoch noch den spezifischen Kanülenwiderstand, von uns auch Vorwiderstand genannt, der sich linear mit zunehmender Flußmenge vergrößert. Die Widerstände der zwei verwendeten unterschiedlich kalibrigen Kanülen wurden zuvor bei verschiedenen Flußmengen ermittelt und auf ein Diagramm aufgetragen. Dieser kanülenspezifische Widerstand muß aus den Diagrammen individuell nach jeder Messung abgegriffen und vom Gesamtwiderstand abgezogen werden. Der ermittelte periphere Widerstand muß bei mehrfachen Messungen reproduzierbar sein (Abb. 2). Die Methode bedeutet einen Zeitaufwand von ca. fünf Minuten. Die Meßanordnung ist der Abbildung 1 zu entnehmen.

In einer Pilotstudie, begonnen im März 1989, wurde versucht, einen Grenzwert des peripheren Widerstandes zu ermitteln, über dem additive Maßnahmen sinnvoll sein könnten. Bei 20 Patienten mit infragenualen Bypassverfahren wurden 22 Messungen durchgeführt: zwölfmal PTFE-Bypass und zehnmal in-situ-Venenbypass. Hierbei zeichnete sich als Grenzwert 0,6 mm Hg × min/ml ab. Sämtliche Bypassverfahren mit Widerstandswerten um oder über diesem Grenzwert (0,59—6,43 mm Hg × min/ml) erlitten einen Sofort- oder Frühverschluß innerhalb der ersten neun Monate nach Operation. Unterhalb dieses Grenzwertes blieben sechs Bypasssysteme im Beobachtungszeitraum offen ohne Revision. Vier Grafts mußten revidiert werden und blieben danach funktionstüchtig. Einer dieser Verschlüsse hatte morphologische Ursachen, drei Verschlüsse blieben ungeklärt.

Zur Ausweitung und Unterstützung der Methode und des infragenual ermittelten Grenzwertes wurde zusätzlich bei 30 Eingriffen im infrainguinalen Bereich an der Arteria profunda femoris bei verschlossener Superficialis und im ersten Popliteaabschnitt die Messung vorgenommen, die erwartungsgemäß insgesamt deutlich niedrigere Widerstandswerte zeigte.

Als Schlußfolgerung ergab sich, daß diese intraoperative Widerstandsmessung atraumatisch und einfach zu handhaben ist und nur geringe apparative und personelle Kosten verursacht. Bei Werten um und über dem Grenzwert erscheint uns der Einsatz additiver Maßnahmen sinnvoll.

Additive Maßnahmen in der cruralen Gefäßchirurgie

Die folgenden additiven Maßnahmen stehen zur Verfügung, von denen einige auch schon vor der intraoperativen Messung des peripheren Widerstandes zur Verfügung standen.
1. Intra- und postoperative systemische Heparingabe,
2. Thrombozytenaggregationshemmer,
3. arteriovenöse Fistel,
4. Jump-Graft,
5. medikamentöse Vasodilatation,
6. Prostaglandine.

1. *Systemische Verabreichung von Heparin:* In den Jahren 1982 und 1983 beobachteten wir, daß die Anzahl der Sofort- und Frühverschlüsse innerhalb der ersten vier Wochen nach cruralem PTFE-Bypass von 40 % auf 10 % als Folge der intra- und postoperativen PTT-gesteuerten Heparingabe zurückging. Deshalb ist seither für crurale Bypassrekonstruktionen die systemische PTT-gesteuerte Heparingabe ein fester Bestandteil unseres therapeutischen Repertoires. Heparin wird für 7—14 Tage nach diesen Operationen verabreicht und überlappend durch eine Langzeitprophylaxe mit Thrombozytenaggregationshemmern abgelöst. Trotz der Verbesserung durch die additive Gabe von Heparin wird dennoch davon ausgegangen, daß weitere adjunktive Maßnahmen durchaus notwendig und nützlich sind.

2. *Antikoagulantien/Aggregationshemmer:* Die früher sehr propagierte Früh- und Spätprophylaxe mit oralen Antikoagulantien, die eigentlich fast routinemäßig durchgeführt wurde, sollte man heute eher als enttäuschend ansehen. Sie wurde auch sehr häufig nur unzureichend durchgeführt, so daß die Einstellung auf die gewünschten TPZ-Werte von 15—25 % nur selten dauerhaft erreicht wurden. Unzureichende Compliance der Patienten, aber auch mangelhaftes ambulantes Management gelten als wichtige Versagergründe. Aggregationshemmer haben, auch in der Koronarchirurgie und zur Verhütung des Herzinfarktes und zerebraler Insulte, auf die postoperative Funktionsdauer einen günstigen Einfluß gezeigt. Konsequenterweise wurden diese Medikamente sowohl für die additive Therapie cruraler Bypassgrafts als auch als protektive Maßnahme in die Therapie eingeführt. Von Nachteil ist, daß bei einem nicht unbeträchtlichen Anteil der Patienten Kon-

traindikationen gastrointestinaler Art vorhanden sind. Dies führte in jüngster Zeit häufig zu einer Reduktion der Dosis auf 100—200 mg Azetylsalizylsäure/Tag. Die therapeutische Wirksamkeit dieser niedrigen Dosierung ist jedoch bis heute nicht bewiesen. Die niedrigste, als therapeutisch wirksam bewiesene Dosis ist 330 mg [7].

3. *Arteriovenöse Fistel:* Diese unterstützende Maßnahme basiert darauf, daß der Querschnitt des peripheren Strombahngebietes durch eine zusätzliche arteriovenöse Verbindung unter Einbeziehung des venösen Schenkels erheblich vergrößert wird. Der dadurch deutlich reduzierte periphere Widerstand führt zu einem erhöhten Bypassdurchfluß und ist als Schutzfunktion für den Bypassverschluß anzusehen [14]. Die Fistel wird im Bereich der distalen Anastomose in der Technik der Common-ostium-Fistel angelegt. Experimentelle und klinische Untersuchungen haben eindeutig eine Flowzunahme durch solche Bypasses nachgewiesen [4]. Das Durchflußvolumen, das dann letztendlich in der Empfängerarterie und den abhängigen Partien vorhanden ist, beträgt nur etwa 10 % oder weniger des gesamten Bypassvolumens. Dies genügt jedoch meistens für eine Besserung der ischämiebedingten Symptome. Steal-Effekte, zu hohes Shuntvolumen mit kardialer Belastung, venöse Dilatation mit Verschlimmerung einer eventuell bereits bestehenden tiefen venösen Insuffizienz u.a. wurden allerdings als fistelinduzierte Nebenerscheinungen ebenfalls beschrieben [14]. Von Anfang an wurde diese adjunktive Maßnahme sehr kontrovers diskutiert und nur wenige Gefäßchirurgen verwenden sie. CALLIGARO, aus der Arbeitsgruppe um VEITH [4], wies experimentell an Hunden nach, daß bis zu einem Jahr nach Operation Grafts mit additiver arteriovenöser Fistel bessere Durchgängigkeitsraten aufwiesen als ohne. In Anbetracht so kleiner Fallzahlen (14 Tiere) war jedoch keine statistische Signifikanz existent. Außerdem ist eine Nachbeobachtung von zwölf Monaten nach klinischen Erfahrungswerten zu kurz. Wir führten die Methode klinisch an einer kleinen Patientengruppe mit hohem peripheren Widerstand durch. Dies geschah 13mal und wurde mit 36 Patienten verglichen, die ohne adjunktive arteriovenöse Fistel (AV-Fistel) behandelt wurden [13]. Verwendet wurden nur dünnwandige extern ringverstärkte PTFE-Prothesen. Das Ergebnis war, daß Sofort-, Früh- und Spätergebnisse bis zu drei Jahren deutlich besser waren als in der Gruppe ohne AV-Fistel (kumulierte Offenheitsrate nach einem Jahr mit AV-Fistel 75 % und ohne AV-Fistel 57 %). Jenseits des dritten postoperativen Jahres war

dann allerdings kein Unterschied hinsichtlich der Funktionsrate mehr festzustellen.

4. *Jump-Graft:* Mit dieser Modifikation wird durch Anastomosierung auf zwei oder mehr distale Arterien eine Vergrößerung des Querschnittes des peripheren arteriellen Schenkels erreicht und somit ebenfalls der periphere Widerstand reduziert. Der Beweis für die Erhöhung des Bypassflows bei Anlage eines Jump-Grafts wurde erstmals durch LOGERFO und JOHNSON [15] vor 13 Jahren am Beispiel des axillo-bifemoralen Bypass bewiesen. Diese bifemorale Modifikation wurde mit dem früher fast ausschließlich verwendeten unilateralen Bypass verglichen, und dies ergab einen eindeutig höheren Flow im bifemoralen Bypass. DEUTSCH u.a. [6] hatten das Jump-Graft zu zwei oder drei Unterschenkelarterien als sog. sequential bypass in das klinische Repertoire eingeführt. Logischerweise kann diese Methode jedoch nicht angewendet werden, wenn nur noch eine aufnehmende Arterie im Unterschenkelbereich vorhanden ist, was häufig vorkommt. Gerade diese Patienten stellen die eigentliche Problemgruppe dar. Wie MAEDER und ALLENBERG [16] erst kürzlich zeigten, läßt sich diese Methode jedoch auch unter Miteinbeziehung der pedalen Gefäße anwenden. Ist aber nur ein aufnehmendes Gefäß am Unterschenkel vorhanden, kann ein Jump-Graft im Sinne einer isolierten Poplitearevaskularisation ebenfalls als Bypass zu einer nur noch segmentartig offenen Arteria poplitea durchgeführt und von hier aus ein zusätzlicher Bypass im Nebenschluß zur letzten Unterschenkelarterie geführt werden. Wir haben letztere Technik auch einige Male durchgeführt und sind mit den Ergebnissen recht zufrieden.

Auch wenn es zum Verschluß des distalen Bypass kommen sollte, muß der Patient nicht zwangsläufig in das ehemalige amputationsbedrohte Stadium zurückkehren, falls zwischenzeitlich doch ein guter Kollateralkreislauf entwickelt werden konnte.

Diese adjunktiven chirurgischen Maßnahmen stellen jedoch keine Routinemethode dar, da sie eine beträchtliche zeitliche Verlängerung der Operation darstellen und auch zu einer wesentlich extensiveren intraoperativen Traumatisierung des Gewebes führen. Kommt es dann zum Sofort- oder Frühverschluß des gesamten Bypasssystems, kann aufgrund der mehrfach vorhandenen Wunden häufig nur eine Oberschenkelamputation durchgeführt werden.

Der bis vor kurzem nur subjektiv festgestellte hohe periphere Widerstand während manueller Instillation einer Heparin-Kochsalzlösung stellt kein suffizientes Kriterium für eine Entscheidung zu einer adjunktiven chirurgischen Maßnahme dar. In Abhängigkeit vom Kaliber der Instillationskanüle spielt der Querschnitt dieser Kanüle eine große Rolle bei der Bestimmung des peripheren Widerstandes. Bei dünner Kanüle täuscht der kanülenbedingte hohe Widerstand, wie wir es aufgrund unserer Messungen mittlerweile nachweisen konnten, nur den subjektiven Eindruck eines hohen peripheren Widerstandes des Gefäßsystems vor. Diese Punkte bestätigen die Notwendigkeit einer exakten reproduzierbaren intraoperativen Bestimmung des peripheren Widerstandes.

5. *Medikamentöse Vasodilatationen:* Lokal gegebene Vasodilatatoren führen am schnellsten zu einer, allerdings nur vorübergehenden Senkung des peripheren Widerstandes. Sie erscheinen daher im Zusammenhang einer längeren Wirkungsdauer als ungenügend.
Als hypothetischer Ansatz für die Langzeittherapie wäre die Verwendung von Kalziumantagonisten anzusehen. Erfahrungen unter diesem speziellen Gesichtspunkt gibt es noch nicht. Hinweisend ist aber die Tatsache, daß in der Therapie des M. Raynaud Kalziumantagonisten heute die Therapie erster Wahl sind [11].

6. *Prostaglandine:* Zum gegenwärtigen Zeitpunkt gehen wir davon aus, daß der Frühverschluß von Gefäßprothesen und Venenbypasses auch durch die fehlende oder verzögerte innenseitige Auskleidung der Prothesen mit Prostacyclin synthetisierendem Endothel mitverursacht wird [21]. Später auftretende Verschlüsse können andererseits in einem hohen Prozentsatz durch die Hyperplasie von glatten Muskelzellen im Bereich der Anastomosenregion bzw. direkt poststenotisch verursacht werden. Das ist, was wir gemeinhin als Intimahyperplasie bezeichnen. Die multiplen Effekte der Prostaglandine schließen die Gefäßerweiterung, die thrombozytenaggregatorische Wirkung, die Fibrinolyse, die Reduktion der Effekte des PGDF u.a. ein [21]. Diese Wirkungen führen zu Überlegungen, die Prostaglandine als additive Therapie nach infragenualen Gefäßrekonstruktionen einzusetzen.
Als erster führte dies Gruss [9] mit i.a. additiv verabreichtem Prostaglandin E1 bei cruralen PTFE- und Venenbypassrekonstruktionen durch. Die Zahl der Sofortverschlüsse ließ sich damit statistisch signifikant reduzieren,

außerdem wurde zugleich die Rate peripherer Minoramputationen statistisch signifikant verringert.
Prostacyclin wird als ein in seiner Wirkung noch stärkeres Prostaglandin bezeichnet. Seine klinische Verfügbarkeit ist jedoch durch seine chemische Instabilität deutlich eingeschränkt. Iloprost ist dagegen ein chemisch stabiles synthetisches Analogon, das die gewünschten pharmakologischen Charakteristika der natürlichen Substanz besitzt. Kontrollierte Studien haben seine Wirksamkeit in der konservativen Therapie des Ruheschmerzes und bei trophischen Läsionen demonstriert. Bei nur wenigen Patienten sind Nebeneffekte aufgetreten, die den Abbruch dieser Therapie veranlaßten. Daher erscheint auch Iloprost als eine Substanz, die möglicherweise eine Alternative in der additiven Therapie cruraler Rekonstruktionen darstellen könnte, um die patency rate zu verbessern. Sinnvollerweise sollte die Medikation intra operationem begonnen werden, wobei sich sogar die intraarterielle Instillation anbietet. Postoperativ kann aber sicher die intravenöse Verabreichung weitergeführt werden. Auf der Basis des eben Gesagten begannen im Frühjahr 1988 einige gefäßchirurgische Zentren aus den deutschsprachigen Ländern eine multizentrische prospektive randomisierte Studie, um die Wirksamkeit von Iloprost als additive Therapie auf die Durchflußrate infragenualer Bypasses zu überprüfen. Einschluß in die Studie fanden nur Patienten, die die folgenden Kriterien erfüllten:
— schlechter peripherer Abfluß,
— distale Anastomose unterhalb des Kniegelenkes,
— obere Anastomose mit der Arteria femoralis communis, der Femoralisgabel oder in Kombination mit einer Profundaplastik,
— Bypass mit nur zwei Anastomosen,
— Bypassmaterial aus autologer Vene oder PTFE [12].
Das Studienziel ist es, zu bestimmen, ob die additive Anwendung von Iloprost die Ein-Jahres-patency-rate von infrainguinalen Bypass-Grafts auf etwa 85—95 % anheben könnte und ob Iloprost zu einer Besserung der Befunde in der postoperativen Phase führt. Das Ergebnis bleibt vorerst noch abzuwarten.
Die hier vorgelegten Zusammenstellungen und Erörterungen belegen nachdrücklich, daß nach Möglichkeiten einer suffizienten additiven Therapie und ihrer Indikation weiterhin gesucht werden muß. Erste Lösungsansätze haben sich ergeben, harte Daten über größere Zahlen fehlen aber derzeit noch.

Zusammenfassung

Der periphere Gefäßwiderstand ist unzweifelhaft der kritischste Faktor für die Funktion infragenualer Bypassrekonstruktionen. Die fehlende Prostacyclin synthetisierende Endothelbeschichtung und auch die Hyperproliferation von glatten Muskelzellen der inneren Mediaschicht sind zwei weitere Faktoren ursächlicher Art für Bypassverschlüsse.
Um das Kriterium des hohen peripheren Widerstandes zu konkretisieren, erscheint eine intraoperative Messung des peripheren Widerstandes erforderlich. Eine neue Meßmethode wurde vorgestellt, als Grenzwert scheint sich in einer Pilotstudie ein Wert von 0,6 mm Hg × min/ml ergeben zu haben. In Abhängigkeit von dem peripheren Widerstand muß intra operationem entschieden werden, ob eine additive, chirurgische oder medikamentöse Therapie erforderlich ist. Hier bietet sich ein breites Spektrum an, wobei auch die Ergebnisse der zur Zeit noch laufenden multizentrischen Iloprost-Bypass-Studie Einfluß auf die Entscheidungskriterien haben können. Additive Verfahren müssen hinsichtlich ihrer Indikation und ihrer Wirksamkeit weiterhin sorgfältig überprüft und dokumentiert werden.

Literatur

1 Ascer E, Veith FJ, Morin L, Lesser ML, Gupta SK, Samson RH, Scher LA, White-Flores SA. Components of outflow resistance and their correlation with graft patency in lower extremity arterial reconstructions. J Vasc Surg 1984; 1: 817–828.
2 Bergan JJ, Veith FJ, Bernhard VM, Yao JST, Flinn WR, Gupta SK, Scher LA, Samson RH, Towne JB. Randomization of autogenous vein and polytetrafluoroethylene grafts in femoral-distal reconstruction. Surgery 1982; 92: 921–930.
3 Bischoff-Everding C, Scholtz U, Frank J, Hennig E, Hepp W. A new method for the estimation of outflow resistance in reconstructive vascular surgery. XVIth Annual Meeting of the European Society for Artificial Organs, Brüssel 1989.
4 Calligaro K, Ascer E, Torres M, Veith FJ. The effect of adjunctive arteriovenous fistula on prosthetic graft patency: A controlled study in a canine model. J Cardiovasc Surg 1990; 31: 646–650.
5 Cooper GG, Austin C, Fitzsimmons E, Brannigan PD, Hood JM, Barros D'SA AAB. Outflow resistance and early occlusion of infrainguinal bypass grafts. Eur J Surg 1990; 4: 279–283.
6 Deutsch M, Zilla P, Fasol R, Magometschnigg H, Kaliman J, Grabenwöger F,

KARNELL F. Jump-grafts und sequentielle Rekonstruktionen der unteren Extremität. In: ZEHLE A (Hrsg). Der crurale Gefäßverschluß. S. 163—169. Zuckschwerdt: München, Bern, Wien, San Francisco 1990.

7 DIEHM C. Persönliche Mitteilung 1990.

8 GRABITZ K, KNIEMEYER R, JAESCHOCK R, TORSELLO G, SANDMANN W. Tibialis-anterior-Bypass: Ergebnisse unter Berücksichtigung der unterschiedlichen Operationsverfahren. In: ZEHLE A (Hrsg). Der crurale Gefäßverschluß, aktuelle interdisziplinäre Standortbestimmung. S. 160—166. Zuckschwerdt: München, Bern, Wien, San Francisco 1990.

9 GRUSS JD, FIETZE-FISCHER B. Die adjuvante PGE_1-Therapie bei femoro-distalen Rekonstruktionen. In: HEIDRICH H, BÖHME H, ROGATTI W (Hrsg). Prostaglandin E_1, Wirkungen und therapeutische Wirksamkeit. S. 151—159. Springer: Berlin, Heidelberg, New York, London, Paris, Tokyo 1988.

10 GRUSS JD, HIEMER W. 15 Jahre Erfahrungen mit dem Vena-saphena-in-situ-Bypass. In: HEPP W, PALENKER J (Hrsg). Femoro-krurale Arterienverschlüsse. Steinkopff: Darmstadt (in Druck).

11 HEIDRICH H. Persönliche Mitteilung 1990.

12 HEPP W. Rationale for the use of the synthetic prostacyclin analogue Iloprost to improve the patency of bypass grafts to infragenual arteries. 15th World Congress, International Union of Angiology. Rom 1989.

13 HEPP W, HENNEKEN V. Lateral anterior tibial bypass using ring-supported thin-walled PTFE grafts. In: KOGEL HChr (Hrsg). The prosthetic substitution of blood vessels. Actual state and future development. S. 173—180. Quintessenz: München, Berlin, London, Chicago, Tokyo 1991.

14 KLEIN M, HAUPT M. Komplikationen der distalen AV-Fistel bei femoro-cruralen Rekonstruktionen. In: ZEHLE A (Hrsg). Der crurale Gefäßverschluß, aktuelle interdisziplinäre Standortbestimmung. S. 192—194. Zuckschwerdt: München, Bern, Wien, San Francisco 1990.

15 LOGERFO FW, JOHNSON WC, CORSON JD, VOLLMANN RW, WEISEL RD, DAVIS RC, O'HARA ET, NABSETH DC, MANNICK JA. A comparison of the late patency rate of axillobilateral femoral and axillounilateral femoral grafts. Surgery 1977; 81: 33—40.

16 MAEDER N, ALLENBERG JR. Pedale Bypass-Rekonstruktionen. In: HEPP W, PALENKER J (Hrsg). Femoro-krurale Arterienverschlüsse. Steinkopff: Darmstadt (in Druck).

17 MANNICK JA, JACKSON BT. Hemodynamics of arterial surgery in atherosclerotic limbs. Direct measurement of blood flow before and after vein grafts. Surgery 1966; 59: 713—720.

18 MÜLLER-WIEFEL H. Kniegelenksüberschreitender Bypass mit Kunststoff. Langenbecks Arch Chir (Suppl. II) 1989; 599—602.

19 PARVIN SD, EVANS DH, BELL PRF. Peripheral resistance measurement in the assessment of severe peripheral vascular disease. Br J Surg 1985; 72: 751—753.

20 PETERKIN GA, LaMORTE WW, MENZOIAN JO. Runoff resistance and early graft failure in infrainguinal bypass surgery. Arch Surg 1988; 123: 1199—1201.

21 SCHROER K. Prostaglandine und Atherosklerose. In: HEIDRICH H, BÖHME H, ROGATTI W (Hrsg). Prostaglandin E_1, Wirkungen und therapeutische Wirksamkeit. S. 3—13. Springer: Berlin, Heidelberg, New York, London, Paris, Tokyo 1988.
22 SCHWEIGER H, KLEIN P. Der crurale Bypass mit ringverstärkten PTFE-Prothesen – technische Details und Indikationsgrenzen. In: HEPP W, PALENKER J (Hrsg). Femorokrurale Arterienverschlüsse. Steinkopff: Darmstadt (in Druck).
23 VEITH FJ, MOSS CM, FELL SC, RHODES BA, HAIMOVICI H. Comparison of expanded PTFE and vein grafts in lower extremity arterial reconstructions. J Cardiovasc Surg 1978; 19: 341—344.

Diskussion Prof. Hepp

Frage:
Sie legen bei einem Patienten eine Unterschenkelarterie frei, die prima vista anschlußfähig ist. Der Mann hat auch eine gute Vene, wie Sie vorher festgestellt haben. Jetzt messen Sie den Widerstand. Würden Sie die Operation abbrechen, wenn Sie nach Ihren Kriterien einen Widerstand finden, der zu einem Sofortverschluß führen würde?

Prof. Hepp:
Das ist mein Ziel. Aber ich bin noch weit, weit davon entfernt. Ich würde deshalb diesem Patienten in jedem Fall einen Venenbypass anlegen. Wenn nur noch eine Arterie offen ist, würde ich beim heutigen Stand zusätzlich eine additive AV-Fistel anlegen.

Frage:
Additive AV-Fistel ist das Stichwort. Haben Sie danach ein Steal-Phänomen gesehen?

Prof. Hepp:
Zweimal. Wir haben dann den Flow gemessen. Wir stellten fest, daß in einem Fall 98 % des Volumens als Shuntvolumen abfloß. Im anderen Fall konnten wir über der Arterie überhaupt nichts mehr messen. Es kann dann sogar zur Strömungsumkehr in der distalen Arterie kommen. Man muß deshalb die Fistel sehr, sehr kurz anlegen. Es dürfen keine großen Inzisionen sein. Eine Venotomie von fünf, sechs Millimetern ist die äußerste Grenze.

Frage:
Und in den anderen Fällen war der klinische Erfolg gut?

Prof. Hepp:
Ja, der war gut. Aber wie gesagt, wir haben den Widerstand damals einfach nur von Hand bestimmt, denn wir injizierten Heparin grundsätzlich in das distale Gefäß. Wenn man die dicke Kanüle nimmt, kann man dann schon sehen, ob es leicht oder schwer geht. Das war für uns damals das Kriterium für das Anlegen einer solchen Fistel. Da das natürlich unbefriedigend ist, haben wir jetzt dieses neue Meßverfahren entwickelt.

Frage:
Es gibt ja eine Vielzahl von Faktoren, die den peripheren Widerstand beeinflussen. Was Sie interessiert, ist, so wie ich das verstanden habe, ja nicht der sich aus der Tonusänderung der Arteriolen ergebende funktionelle Widerstand, sondern der strukturelle, pathomorphologisch fixierte Widerstand der verschlossenen Unterschenkelarterien. Wir wissen aber auch, daß die Narkose und die Narkosetiefe einen erheblichen Einfluß auf den Arteriolentonus haben. Gibt es bei Ihnen Bestrebungen, das zu standardisieren, indem Sie lokal einen Vasodilatator geben und den Arteriolentonus möglichst ausschalten, um nur den strukturellen Widerstand zu erfassen?

Prof. Hepp:
Anfangs haben wir das erwogen. Aus methodischen Gründen haben wir es noch nicht gemacht. Wir wollten zunächst einfach Werte haben und ermittelten einen Grenzwert von 0,6. Alles, was 0,6 und niedriger ist, bleibt ohne weitere Konsequenz. Liegt der Widerstand darüber, legen wir eine Fistel an. Parallel dazu planen wir, zusätzlich lokal einen Vasodilatator einzusetzen.

Dr. Bisler:
Wir haben uns auch mit dieser Widerstandsmessung beschäftigt und versuchten, eine einfache Methode zu finden. Vorläufig haben wir es aufgegeben, weil der Widerstand, der sich schließlich ergibt, nachdem der Bypass implantiert ist, doch sehr von dem Durchmesser des Bypassmaterials und der vis a tergo abhängt. Außerdem wissen wir doch gar nicht, wie der Widerstand sich ändert, wenn wir der Physiologie wieder freien Lauf lassen. Das ist der kranke Punkt. Wir wissen einfach zu wenig über die Hämodynamik, die sich dann abspielt. Jeder von uns kennt die Bilder: Es ist erstaunlich, daß eine Anastomose aufgeblieben ist, obwohl von der Anastomose im Röntgenbild nur ein Rinnsal abgeht. Andererseits haben wir Situationen mit drei offenen Unterschenkelarterien erlebt, und trotzdem kam es zum Verschluß. Sehen Sie da eine Möglichkeit, etwas zu ändern? Sie haben doch einen Ansatz gemacht, indem Sie die AV-Fistel möglichst klein halten wollen, damit der Abfluß, oder der periphere Widerstand, nicht nur auf Kosten des venösen Systems gesenkt wird, sondern daß auch noch ein Rest für die Arterien bleibt. Sehen Sie da für die Zukunft eine Möglichkeit, an der man weiter arbeiten kann?

Prof. Hepp:
Zu der letzteren Frage: Da sind wir noch nicht so weit. Wir wissen aus Messungen, wie viel an Shuntvolumen über das venöse System abfließt. Und wir wissen, daß es in ganz wenigen Fällen zu einem Steal-Effekt kommen kann. Die andere Problematik, die Sie angesprochen haben, ist natürlich klar. Die vis a tergo, andere physiologische Reaktionen und Modelle spielen eine Rolle. Wir sehen aber im Augenblick in diesem Meßmodell die einzige Möglichkeit weiterzukommen. Wir haben auch, genauso wie Sie, Patienten, bei denen drei Unterschenkelarterien offen sind und der Bypass nicht funktioniert. Ein anderer Bypass bleibt offen, obwohl der Abfluß ganz schlecht ist.

Frage:
Solange man so vorgeht und weiter sucht, aber noch nicht die Konsequenz zieht, den Eingriff als Probefreilegung zu beenden, ist alles gut. Ein Abbruch der Operation wäre aber nach diesen Untersuchungen nicht gerechtfertigt.

Prof. Hepp
Das ist keine Konsequenz, die wir jetzt ziehen. Ich sage nur, daß es ein Ziel wäre, das ich habe. Einfach um den Frust der cruralen Gefäßchirurgie irgendwie abzubauen. Ich habe selbst meine Zweifel, ob wir so weit kommen.

Frage:
Herr Hepp, wenn wir dilatieren, sehen wir in der Peripherie häufig Mikroembolisationen. Wir sehen, daß nach dem Eingriff das Bein eiskalt und weiß ist. Wir legen den Patienten auf Station, er wird voll heparinisiert, er bekommt Nifedipin, und am nächsten Morgen sind die Fußpulse tastbar. Ich hätte Angst, mit dieser Injektion, die in dem Gefäß vielleicht, so schätze ich, vier bis sechs Atmosphären Druck aufbaut, die intraoperativ entstandenen und noch lysierfähigen Mikroembolien in die Peripherie zu transportieren und damit sozusagen die Endstrombahn zuzuzementieren. Haben Sie solche Embolien schon beobachtet?

Prof. Hepp:
Wir haben bei unseren Untersuchungen nicht den Eindruck, daß es zu derartigen Komplikationen kommen kann. Wir injizieren nicht wesentlich mehr als früher. Ich gehe nur vorher mit dem dünnsten Ballonkatheter einmal in

das Gefäß, um sicherzustellen, daß sich in dieser Phase keine peripheren Gerinnsel gebildet haben.
Außerdem hängt der Druck im Gefäß davon ab, wieviel Volumen Sie in welcher Zeit geben. Wir geben nur kleine Volumina zwischen fünf oder zehn Milliliter innerhalb von ca. 30 Sekunden. Das wird exakt aufgezeichnet. Höhere Drucke entstehen dabei nicht.

Prof. Hamann:
Der periphere Widerstand ist sicher nur ein Mosaikstein in der ganzen Prognose des Bypasses. Sehr wichtig ist auch die Wandbeschaffenheit der Arterie. Danach richtet sich, ob ich einen Bypass anlege oder nicht. Wenn ich von vornherein sehe, daß eine Anastomose nicht nähbar ist, würde ich sie nicht durchführen. Wenn die Arterie aber gut nähbar ist, würde ich nicht messen, weil der periphere Widerstand dann meistens noch ausreichend niedrig ist.

Antwort:
Diesem Punkt möchte ich nicht zustimmen. Wenn ich eine Arterie mit guten Wandverhältnissen habe und nur ein Segment offen ist, dann muß ich schon erwarten, daß der Widerstand in der Peripherie hoch ist. Den würde ich natürlich messen.

Frage:
Gibt es das?

Antwort:
Das gibt es. Auf jeden Fall. Aber ich stimme völlig zu, es betrifft nur einen ganz kleinen Teil der Patienten. Was uns aber nicht befriedigte, war die bisherige morphologische Beurteilung. Aufgrund der Morphologie kann ich keine exakte Prognose abgeben, denn ich weiß genau, es gibt Patienten mit einem Segmentverschluß, deren Bypass läuft gut, obwohl es morphologisch ein miserabler Score ist. Es gibt andere, da sind noch drei Arterien parallel offen und der Bypass hatte einen Sofort- oder Frühverschluß, obwohl der Score morphologisch gut war.

Frage:
Gibt es Untersuchungen zur Qualität der Operation? Wie wurde der Bypass

angelegt? Wie ist das Gefäß im Operationsbereich? Ist der Durchfluß in Ordnung? Sind an den Anastomosestellen schon Einengungen oder nicht? Ich glaube, davon wird die Anzahl der Frühverschlüsse doch sehr entscheidend beeinflußt.

Prof. Gruß:
Es gibt dazu nur wenig. Die Chirurgen haben mehr und mehr gelernt, eine intraoperative Qualitätskontrolle durchzuführen. Das kann mit der Endoskopie geschehen, was etwas traumatischer als die Arteriographie ist. Wenn man einen langen Bypass legt, sollte man etwas tun, um den Eingriff zu objektivieren. Dabei kann man einen technischen Fehler finden. Man kann etwas über die Qualität der Venen aussagen, man kann kritischer seine distale Anastomose bewerten, man kann Stenosen, Torsionen, distale Dissektionen ausschließen. Man findet AV-Fisteln, Äste usw., und man kann korrigierend eingreifen. Aber es bleibt noch eine ganze Reihe von Fällen mit einer guten Ausstrombahn, was Herr Hepp eben gesagt hat, mit drei offenen Unterschenkelarterien, guten Venen, guten Anastomosen, die sich doch schließen. Dann kommt es zu unserer ständigen Frage: Gibt es irgendwelche Faktoren, die venenimmanent sind? Dieser Sache jagen wir zur Zeit hinterher. Oder gibt es da momentane Änderungen, z. B. im Fibrinogen, oder etwas, was wir nicht wissen, was aber den Verschluß des Bypasses verursacht? Manchmal, wenn wir einen derartigen Bypass thrombektomieren, noch einmal kritisch anschauen und wieder angiographieren, ist alles in Ordnung. Der Bypass bleibt offen. Wir haben keinen technischen Fehler korrigiert, wir haben nur thrombektomiert. Das haben alle Gefäßchirurgen schon erlebt. Man ist unbefriedigt, weil man keine Ursache findet.

Adjuvante Therapie bei femoro-distaler Bypasschirurgie

J. D. Gruß

Krankenhaus des Kurhessischen Diakonissenhauses, Kassel

Einleitung

Der Trend in der modernen Gefäßchirurgie geht eindeutig in die Peripherie. Während Eingriffe an der Aorta, den Beckenarterien und den supraaortalen Ästen heute keine technischen Probleme mehr bieten, nehmen diese umgekehrt proportional zum Gefäßkaliber am Unterschenkel und Fuß immer mehr zu. Zur Gliedmaßenerhaltung werden heute Bypasses auf Fußarterien und Unterschenkelarteriensegmenten angelegt. Für alle infragenualen Rekonstruktionen ist die körpereigene Vene das Transplantatmaterial der ersten Wahl. Sowohl bei Verwendung der körpereigenen Vene, bei kritischer Ausstrombahn als auch bei der Notwendigkeit zur Verwendung eines Transplantatmaterials der zweiten Wahl kommt der adjuvanten medikamentösen Therapie eine ausschlaggebende Bedeutung zu. Die präoperative Vorbehandlung mit einem Thrombozytenaggregationshemmer, etwa Acetylsalicylsäure, die intraoperative lokale und systemische Heparinisierung sowie die Gabe von niedermolekularem Dextran ebenso wie postoperative Antikoagulation mit einem Kumarinabkömmling oder Kombinationen dieser Therapiemaßnahmen haben ihre Verfechter. Das Ziel jeder adjuvanten Therapie ist die Verhütung des häufig deletären Sofortverschlusses und damit auch die Verbesserung der Langzeitergebnisse.

Der in-situ-Bypass

Seit einem Besuch 1974 bei Victor Hall in Oslo ist der Vena-saphena-magna-in-situ-Bypass bei uns zum Therapieprinzip der Wahl der Rekonstruktion langer femoro-poplitealer Verschlüsse sowie für Femoralisverschlüsse mit eingeschränkter Ausstrombahn am Unterschenkel geworden. Von entscheidender Bedeutung ist eine möglichst atraumatische Ausschaltung der Venenklappen. Wir haben dies während der ersten Jahre mit Hilfe des von Hall entwickelten Klappenstrippers bewerkstelligt. Aus diesem wurde mit Einverständnis von Hall während der letzten Jahre unser Insitucut entwikkelt. Die Stripperenden wurden konisch geformt, der Stripperdraht ist jetzt wesentlich elastischer und flexibler. Die entscheidende Verbesserung war die Konstruktion eines außerordentlich scharfen Kunststoffmessers, das zwischen den beiden Negativformen der Venenklappen am proximalen Kopf des Insitucuts angebracht wurde. Andere Verfahren zur Ausschaltung der Venenklappe, wie das Leather'sche Instrumentarium, das Mill's Valvolutom sowie der Stripper nach Le Maitre, wurden parallel eingesetzt, erwiesen sich jedoch vergleichsweise als zu zeitaufwendig oder zu traumatisch. Während der vergangenen 15 Jahre wurden etwa 1 000 femoro-popliteale und femoro-crurale in-situ-Bypasses angelegt [5]. Die zwischen November 1974 und Juni 1987 durchgeführten in-situ-Bypasses wurden von meinem Mitarbeiter Hiemer in einer sorgfältigen retrospektiven Follow-up-Studie aufgearbeitet und nach der Life-table-Methode analysiert. 594 Patienten wurden operiert. Davon waren 461 (77,6 %) Männer und 133 (22,4 %) Frauen. 161 (30 %) Patienten befanden sich im Stadium II, 192 (36 %) im Stadium III und 177 (34 %) im Stadium IV der arteriellen Verschlußkrankheit (AVK) nach Fontaine. Das Durchschnittsalter der männlichen Patienten betrug 67,4, das der weiblichen 68,2 Jahre.

28,7 % unserer Patienten waren insulinpflichtige Diabetiker, 58,9 % Zigarettenraucher, 42 % Hypertoniker und 38 % litten an einer koronaren Herzkrankheit. 41 % unserer Patienten waren an der gleichen Extremität bereits gefäßchirurgisch vorbehandelt. Nur 64mal wurde ein in-situ-Bypass supragenual angelegt.

Im Gesamtkollektiv beträgt die kumulative Offenrate nach fünf Jahren 64,9 % und nach sechs Jahren 62,3 %. Diese Aussage ist statistisch relevant, da die Standardabweichung für die Aussagen unter 5 % liegt. Bei 130 Patienten kam es innerhalb der ersten drei postoperativen Tage zu einem Sofortverschluß. 88 mal (67,6 %) konnte eine erfolgreiche Revision vorgenommen werden, in 42 Fällen war die Revision erfolglos. Die Langzeitergebnisse nach erfolgreicher Revision eines in-situ-Bypass sind statistisch hochsignifikant schlechter als die des Gesamtkollektivs. So beträgt die kumulative Offenrate

nach sechs Jahren nur 33,1 % im Vergleich zu 62,3 % des Gesamtkollektivs. Vergleicht man die Durchgängigkeitsraten von Bypasses auf das dritte Popliteasegment mit denen auf einzelne Unterschenkelarterien, so schneidet hier das P III-Kollektiv mit 67 % Fünfjahrespermeabilität deutlich besser ab als das crurale Kollektiv mit 51 % (signifikant).
Die weiteren Analysen ergaben, daß die Durchgängigkeitsraten in ganz entscheidendem Maße von der Qualität der Ausstrombahn abhängig sind. 137 Patienten wurden unter gewissermaßen idealen Bedingungen operiert: Anschluß auf Pop III, drei offene Unterschenkelarterien; Fünfjahrespermeabilität 82,2 %. Bei 80 Patienten war jeweils eine Cruralarterie vollständig verschlossen; Fünfjahrespermeabilität 62,1 %. Bei 91 Patienten bestand der periphere Ausstrom lediglich noch in der Arteria fibularis. Hier betrug die Fünfjahrespermeabilität nur noch 56 %. Während der Unterschied zwischen der ersten und der zweiten Gruppe statistisch signifikant ist, besteht eine solche Signifikanz zwischen der zweiten und der dritten Gruppe nicht. Ebenfalls kein signifikanter Unterschied ergab sich beim Vergleich der Offenraten von Bypasses auf einzelne Unterschenkelarterien. Bei 66 Bypasses auf die Arteria tibialis anterior betrug die kumulative Offenrate 60,5 %, bei 63 Bypasses auf die Arteria tibialis posterior 52,0 % und bei 91 Anschlüssen an die Arteria fibularis 56,0 %. Hier ist allenfalls ein positiver Trend für den anterioren Anschluß erkennbar [2, 5].

Der Polytetrafluorethylen (PTFE)-Bypass

Die Aussage über den deletären Einfluß der Sofortverschlüsse auf die Langzeitergebnisse gilt gleichermaßen für Transplantatmaterialien der zweiten Wahl. Zwischen 1977 und 1986 wurden bei 235 Patienten insgesamt 298 PTFE-Bypasses angelegt, d. h. 31 Patienten wurden beidseitig operiert. Die Nachbeobachtungszeit beträgt maximal 10 Jahre, wobei es gelungen ist, 97 % unserer PTFE-Bypasses zu verfolgen. Lediglich das Schicksal von neun Prothesen (3 %) muß als unbekannt bezeichnet werden. 195 Patienten (83 %) waren männlich, 40 (17 %) weiblich. Das mittlere Lebensalter der männlichen Patienten betrug zum Zeitpunkt der Operation 60,0 Jahre, das der weiblichen 66,0 Jahre. Bei den Risikofaktoren standen Nikotinabusus mit 75 %, Hypertonie mit 57 % und Diabetes mellitus mit 29 % an der Spitze. 98 Patienten wiesen zwei, 22 drei und 12 Patienten vier und mehr

Risikofaktoren auf. 48 % unserer Patienten litten gleichzeitig an einer koronaren Herzkrankheit, 22 % an einer zerebro-vaskulären Insuffizienz. Die Indikation war bei etwa der Hälfte der Patienten eine schwerwiegende Claudicatio intermittens (Stadium II), bei der zweiten Hälfte eine gliedmaßenbedrohende Ischämie (Stadium III und IV). Als Transplantatmaterial fanden Prothesen der Firma Impra, Inc. (Tempe, Arizona) meist mit einem Kaliber von 7 mm, selten 6 mm, Verwendung. Die proximale Anastomose wurde in allen Fällen mit der Arteria femoralis communis hergestellt. Der distale Anschluß erfolgte in 236 Fällen an das erste und zweite Popliteasegment, in 46 Fällen an das dritte Popliteasegment und in 16 Fällen an eine einzelne Unterschenkelarterie.

Die statistische Auswertung erfolgte nach den Empfehlungen des Ad Hoc Committees nach den Methoden der Survival Analysis nach KAPLAN und MEIER (Abb. 1).

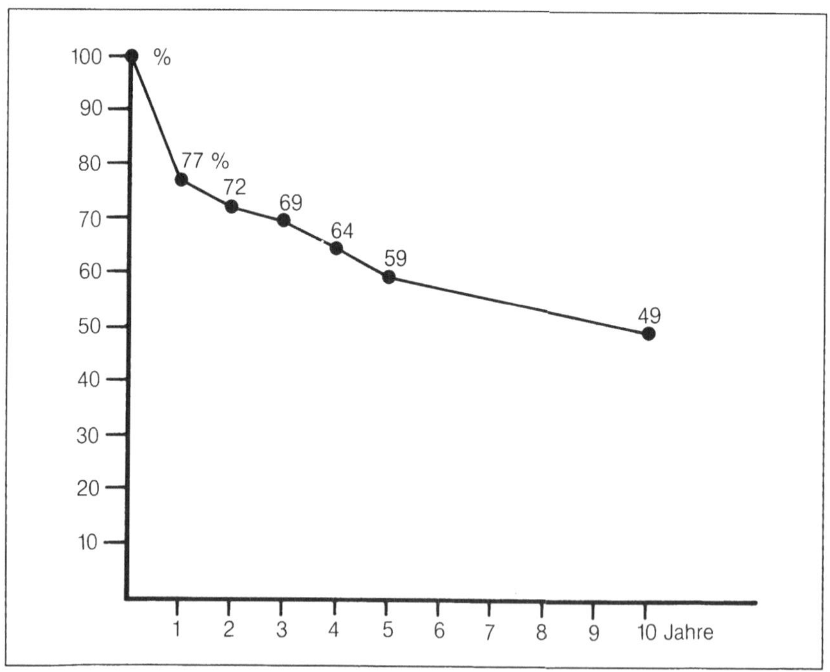

Abb. 1: Kumulative Durchgängigkeitsraten bei 298 Patienten mit PTFE-Prothese (alle Eingriffe)

Dabei ergibt sich für alle 298 PTFE-Bypasses eine kumulative Offenrate von 77 % nach einem Jahr, von 69 % nach drei Jahren, von 59 % nach fünf Jahren und von 49 % nach zehn Jahren. Die primären Offenraten (n = 274) liegen höher als die Offenraten nach Sekundäreingriffen und höher als die globale Offenrate aller Bypasses (Abb. 2). Sie betragen 82 % nach einem Jahr, 73 % nach drei Jahren und 63 % nach fünf Jahren. Nach Sekundäreingriffen wegen Sofortverschlüssen (n = 24) sind die Offenraten enttäuschend. Sie betragen 58 % nach einem Jahr und 48 % nach zwei Jahren. Die Ergebnisse sind im Stadium II (n = 151), mit Offenraten von 88 % nach einem Jahr, 81 % nach drei Jahren, 71 % nach fünf Jahren und immerhin noch 62 % nach zehn Jahren, am besten. Die Kurven für das Stadium III und IV zeigen eindeutig ungünstigere Verläufe (Stadium III [n = 96]: 67 % nach einem Jahr, 56 % nach drei Jahren und 46 % nach fünf Jahren; Stadium IV [n = 51]: 57 % nach einem Jahr und 49 % nach drei Jahren). Ebenso sind die

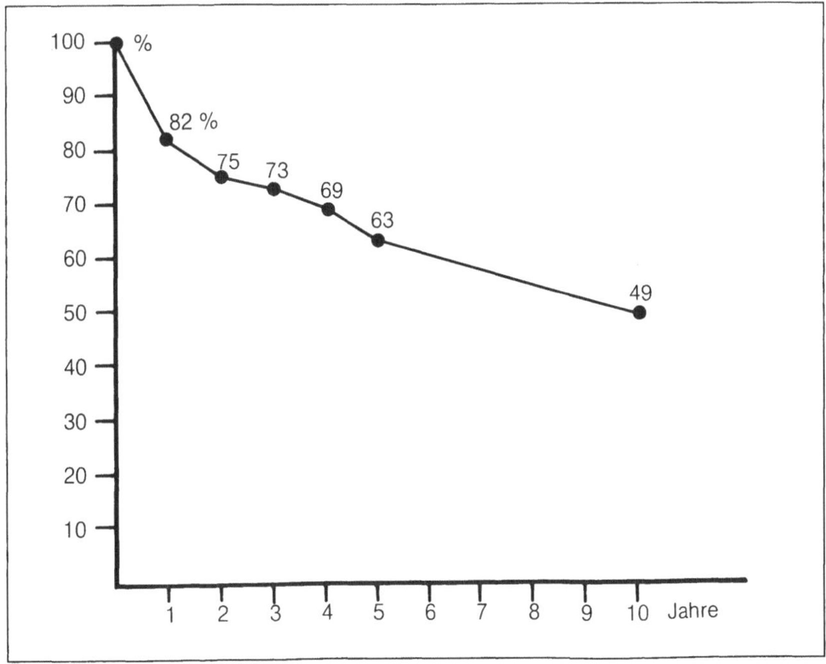

Abb. 2: Kumulative Durchgängigkeitsraten bei 274 Patienten mit PTFE-Prothese (Primäreingriffe)

Ergebnisse beim Anschluß der PTFE-Prothese oberhalb des Kniegelenkes erwartungsgemäß besser als unterhalb. Beim Anschluß an das erste Popliteasegment (n = 217) beträgt die primäre kumulative Offenrate 84 % nach einem Jahr, 76 % nach drei Jahren, 67 % nach fünf Jahren und 47 % nach zehn Jahren. Beim Anschluß an das dritte Popliteasegment (n = 46) betragen die Offenraten nach einem Jahr 58 %, nach drei Jahren 47 % und nach fünf Jahren 31 %. Am schlechtesten sind die Ergebnisse bei cruralen Rekonstruktionen (n = 16), wobei die Offenraten im ersten Jahr schon auf 38 % und im zweiten Jahr auf 28 % absinken. Auch hierbei sind die primären Offenraten stets besser als die Offenraten nach Sekundäreingriffen. Eine eingeschränkte Ausstrombahn am Unterschenkel, ein Dopplerindex von weniger als 0,5 sowie Voroperationen im gleichen Gefäßabschnitt haben sich als ungünstige Faktoren für die Langzeitergebnisse erwiesen. Günstig dagegen ist die regelmäßige Einnahme von Acetylsalicylsäure (ASS). So liegen die

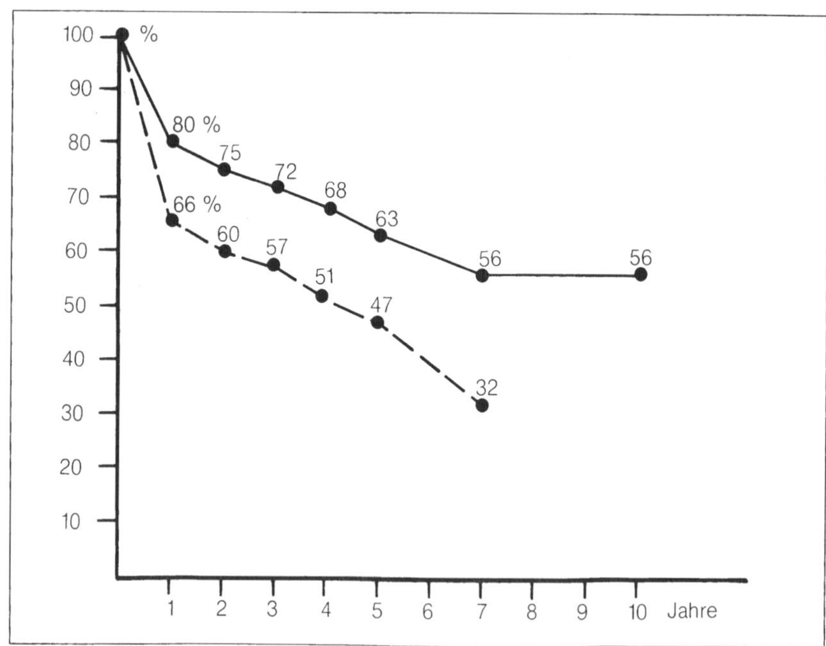

Abb. 3: Kumulative Durchgängigkeitsraten von Patienten mit PTFE-Prothese bei Einnahme von ASS (n = 216) ——— und ohne Einnahme von ASS (n = 60) – – –

Offenraten in der Acetylsalicylsäuregruppe (n = 216) mit 80 % nach einem Jahr, 63 % nach fünf Jahren und 56 % nach zehn Jahren deutlich über den Offenraten bei Patienten ohne Acetylsalicylsäure (n = 60) mit 66 % nach einem Jahr und 47 % nach fünf Jahren (Abb. 3) [7].
Sowohl die Nachuntersuchung und Analyse unserer in-situ-Bypasses als auch die Follow-up-Studie unserer PTFE-Bypasses belegen den hohen Stellenwert, der einer Vermeidung von Sofortverschlüssen zukommt.

Studienbeschreibung

Unter dieser Fragestellung wurde eine prospektive randomisierte kontrollierte Studie an 100 femoro-cruralen Vena-saphena-magna-in-situ-Bypasses angestellt [1, 4]. Die Ausschaltung der Venenklappen wurde mit dem von uns entwickelten Insitucut vorgenommen. Die Gruppen wiesen bezüglich der Alters- und Geschlechtsverteilung, der klinischen Stadien, der Risikofaktoren und der Qualität der peripheren Ausstrombahn keine Unterschiede auf.
50 Patienten erhielten permanent über einen intraarteriellen Katheter, der über einen hohen Ast des in-situ-Bypasses eingebracht wurde, 0,2 ng Prostaglandin E 1 (PGE 1)/kg Körpergewicht/min mit 15 000 IE Heparin über 24 Stunden. Die Kontrollgruppe, ebenfalls 50 Patienten, erhielten ebenfalls 15 000 IE Heparin/24 Stunden und daneben 3 × 0,5 g ASS/die. Die genannte Therapie wurde jeweils über zehn Tage durchgeführt. Bewertungsparameter waren die Zahl der Sofortverschlüsse (bis zum dritten postoperativen Tag), die Zahl der Frühverschlüsse bis zum Zeitpunkt der Klinikentlassung, außerdem die Rate großer und peripherer Amputationen.

Ergebnisse

Verschlüsse bis zum dritten postoperativen Tag ergaben sich bei zwei Patienten (4 %) in der PGE 1-Gruppe und bei sieben Patienten (14,3 %) in der Kontrollgruppe. Zu einem Rezidivsofortverschluß nach Bypassrevision kam es in einem Fall der PGE 1-Gruppe und in drei Fällen des Kontrollkollektivs. Der Gruppenunterschied zugunsten der PGE 1 therapierten Patienten erwies sich als statistisch signifikant (p = 0,05) (Abb. 4).

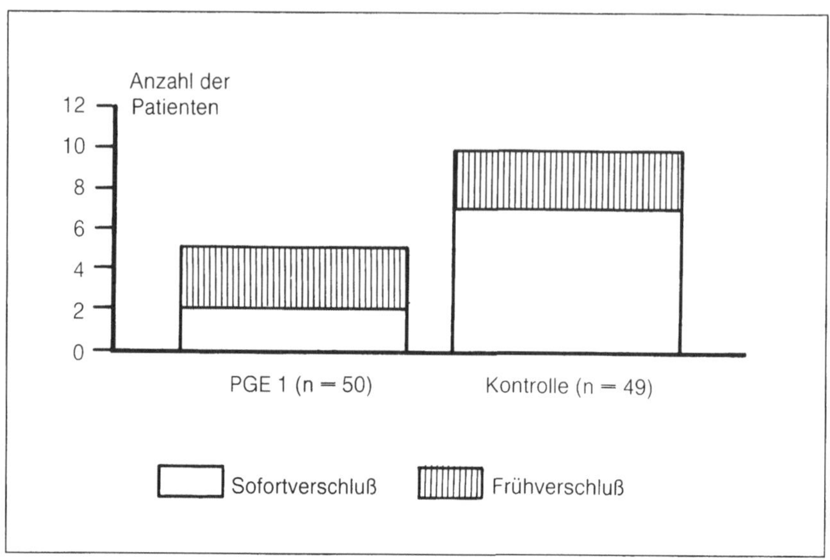

Abb. 4: Sofort- und Frühverschlüsse bei 100 Patienten mit Vena-saphena-magna-Bypass mit und ohne zusätzliche PGE 1-Therapie

Insgesamt sechs Patienten des Gesamtkollektivs wurden von Frühverschlüssen betroffen, jeweils drei in der PGE 1-Gruppe und drei in der Kontrollgruppe. Ein Rezidivfrühverschluß nach operativer Bypassrevision wurde bei einem Patienten in der PGE 1-Gruppe und bei allen drei Patienten in der Kontrollgruppe registriert. Der Gruppenvergleich zeigt keinen signifikanten Unterschied (p = 0,10), läßt jedoch zumindest eine Tendenz zugunsten der PGE 1-Gruppe erkennen.
Überraschend waren für uns die Unterschiede in der Häufigkeit peripherer Amputationen. Sowohl in der PGE 1-Gruppe als auch in der Kontrollgruppe kam es zu jeweils einer Ablatio femoris. In der PGE 1-Gruppe mußte lediglich einmal eine Grenzzonenamputation vorgenommen werden, die danach gute Heilungstendenz zeigte. In der Kontrollgruppe waren neunmal periphere Amputationen notwendig, diese zeigten sechsmal gute und dreimal verzögerte Heilungstendenz. Die Unterschiede zwischen beiden Gruppen erwiesen sich als statistisch signifikant (p = 0,03). Die postoperativ gemessenen Knöchelarteriendrucke zeigten einen hochsignifikanten An-

stieg gegenüber den präoperativen Drucken. Gruppenunterschiede zwischen PGE 1-Gruppe und Kontrollgruppe ergaben sich jedoch nicht.
Bei den Laborparametern zeigten sich mit Ausnahme der Thrombozytenzahl keine Gruppenunterschiede. Diese stieg in der PGE 1-Gruppe von 236 000 auf 271 000 um 15 % an, während die Werte in der Kontrollgruppe mit durchschnittlich 252 000 konstant blieben. Dieser Gruppenunterschied ist hochsignifikant ($p = 0{,}001$). Abgesehen hiervon, und von gelegentlich aufgetretenen schmerzhaften lokalen Rötungen und Anschwellungen im Bereich der Katheterspitze bei der PGE 1-Gruppe, wurden unerwünschte lokale oder generalisierte Nebenwirkungen nicht beobachtet [1, 3, 4, 6]. Die günstigen Erfahrungen mit der adjuvanten intraarteriellen PGE 1-Therapie haben uns veranlaßt, zwei weitere Studien mit der Fragestellung,
1. ob auch die intravenöse Applikation von PGE 1 geeignet ist, die Anzahl postoperativer Sofort- und Frühverschlüsse und die Anzahl von peripheren Amputationen zu reduzieren und
2. ob auch die intravenöse Gabe von Prostacyclin (PGI 2) ähnlich günstige Ergebnisse zeigt, in Angriff zu nehmen.
An acht deutschen gefäßchirurgischen Zentren läuft zur Zeit eine multizentrische plazebokontrollierte Studie bei kniegelenküberschreitenden Kunststoffbypasses. In diese Studie werden Patienten aufgenommen, die aus irgendwelchen Gründen über keine körpereigene Vene mehr verfügen und bei denen im Stadium III oder IV eine infragenuale Rekonstruktion erforderlich ist. Die Patienten der Behandlungsgruppe erhalten vom Operationstag an 2 × 60 µg PGE 1 in 250 ml NaCl-Lösung über einen zentralen Venenkatheter. Die Patienten der Kontrollgruppe erhalten nur NaCl in der gleichen Art und Weise. Die Infusionsdauer beträgt 2 × 2 Stunden mit einem etwa zehnstündigen Zeitintervall. Von den geplanten 220 Patienten sind in der Zwischenzeit 83 rekrutiert. Da sich aus Gründen der Statistik eine Zwischenauswertung verbietet, kann ich an dieser Stelle und heute lediglich meinen positiven Eindruck wiedergeben [2, 6].
Unter der gleichen Fragestellung läuft an unserem Hause eine zweite prospektive randomisierte kontrollierte Studie bei femoro-cruralen Vena-saphena-magna-in-situ-Bypasses mit adjuvanter intravenöser Prostacyclintherapie gegen Plazebo. Auch hierbei wird, wie bei der vorher genannten Studie, die intravenöse PGI 2-Applikation über zehn Tage, mit Beginn am Operationstag, durchgeführt. Die Schwierigkeiten mit der Dosistitrierung während der ersten Tage erschweren die technische Durchführung dieser

Untersuchung. Da erst eine kleine Anzahl von in-situ-Bypass-Patienten in diese Prüfung aufgenommen wurden, wäre eine Aussage über Erfolg oder Ergebnisse verfrüht.

Literatur

1 Fietze-Fischer B. Prostaglandin E 1 als adjuvante Therapie beim femoro-poplitealen und cruralen vena saphena magna in situ Bypass. Med Dis Universität Marburg 1986.

2 Gruss JD, Hiemer W. 15 Jahre Erfahrungen mit dem Vena saphena in situ Bypass. 5. Gefäßchirurgisches Symposium Berlin, 8.—10. 11. 1990. Steinkopff-Verlag (in Druck).

3 Gruss JD, Vargas-Montano H, Bartels D, Simmenroth HW, Sakurai T, Schäfer G, Fietze-Fischer B. Use of prostaglandin in arterial occlusive disease. Inter Angio (Suppl) 1984; 3: 7.

4 Gruss JD, Fietze-Fischer B. Die adjuvante PGE 1-Therapie bei femoro-distalen Rekonstruktionen. In: Heidrich H, Böhme H, Rogatti W (Hrsg). Prostaglandin E 1 Wirkungen und therapeutische Wirksamkeit. S. 151. Springer: Berlin, Heidelberg, New York 1988.

5 Gruss JD. Der in situ Bypass. In: Heberer G, Van Dongen RJAM. Gefäßchirurgie. S. 431. Springer: Berlin, Heidelberg, New York 1987.

6 Tanabe M, Mishima Y, Shionoya S, Katsamura T, Kusaba A. Effect of intravenous drip infusion of Prostaglandin E 1 on peripheral vascular reconstruction. Inter Angio (Suppl) 1984; 3: 63.

7 Stritter W. Zehn Jahre Erfahrungen mit PTFE-Prothesen zur Rekonstruktion des Femoropoplitealen Arteriensystems. Inaug Diss Universität Marburg 1989.

Diskussion Prof. Gruß

Frage:
Finden Sie die signifikanten Unterschiede zugunsten der PGE 1-Gruppe auch bei späteren Follow-up-Untersuchungen?

Prof. Gruß:
Eine sehr gute Frage. Das ist im Rahmen einer Doktorarbeit durchgeführt worden. Leider waren die Endpunkte definiert, und wir haben die Patienten danach nicht weiter verfolgt. Es scheint aber so zu sein, daß tatsächlich der Sofortverschluß bei allen Formen von peripheren Rekonstruktionen das schlechte Ergebnis hervorruft. Deshalb darf man in Analogie schließen, daß die Langzeitergebnisse dieser Patienten mit kritischer Ausschlußbahn wenigstens ähnlich gut sein dürften, wenn man den Sofortverschluß vermeidet.

Frage:
Ist denn der Sofortverschluß nicht eher das Epiphänomen, und beseitigt man mit der Behandlung nicht den zugrunde liegenden, irgendwie gearteten pathophysiologischen Mechanismus, der zum Sofortverschluß führt? Der Sofortverschluß ist nur ein Zeichen dafür, daß irgendetwas im Abstrom oder im Einstrom dieses Bypasses oder von mir aus auch mit der Vene nicht stimmt. Und was man mit dem PGE 1, mit der Sympathektomie, mit einer Markumarisierung oder Vasodilatantien macht, ist doch nichts anderes, als die Ursache für den Sofortverschluß zu beseitigen.

Prof. Gruß:
Das ist völlig richtig.

Frage:
Wie sieht es denn jetzt in Anbetracht dieser Ergebnisse mit der Sympathektomie aus?

Prof. Gruß:
Die gesamte gefäßchirurgische Meinung zur Sympathektomie ist heute eindeutig negativ. Wir machen deshalb auch keine Sympathektomien. Ich gebe hier eine Literaturmeinung wieder. Ich kann keine Studie und keine vergleichenden Zahlen aus dem eigenen Material bieten.

Frage:
Die anderen Studien kommen alle aus Zeiten, in denen es diese ganz peripheren Bypasses nur sehr selten oder gar nicht gab. Es ist die Frage, ob unter diesem Aspekt die Sympathektomie nicht doch wieder von vorne aufgerollt werden sollte.

Prof. Gruß:
Es gibt eine Arbeit aus Ihrem Haus, Herr Hamann. Vollmar und Heyden haben gemessen, daß tatsächlich eine Flußerhöhung bei der Profundaplastik in den Profundaästen stattfand. Das wurde auch angefeindet und später als lokales Phänomen eingeordnet.

Frage:
Bei der Profunda ist es pathophysiologisch auch noch denkbar. Aber bei den femoro-cruralen Bypasses kommt es nach der Sympathektomie nicht zu einer Flußerhöhung. Haben Sie eine Idee, welche der vielen beschriebenen Wirkungsmechanismen des Prostaglandins bei dieser Applikation für die guten Ergebnisse verantwortlich sind?

Prof. Gruß:
Wir haben natürlich im Studienansatz schon diskutiert, worauf das zurückzuführen sein könnte. Wir nähen an ganz zarten Gefäßen von zwei Millimeter Kaliber. Wir haben dort Kunststoffnahtmaterial. Wir müssen natürlich die Arterie und die Vene anfassen, auch wenn wir das vermeiden wollen. Dadurch entstehen Läsionen. Und nach diesen Läsionen, Endothelläsionen, kommt es zu Thrombozytenadhäsionen und -aggregationen. Wenn man bei der distalen Anastomose vermeiden kann, daß auf der Nahtlinie Thrombozyten aggregieren, ist meines Erachtens nach viel gewonnen. Wir zerschneiden auch die Venenklappen möglichst atraumatisch, aber trotzdem gibt es Läsionen an den Venen, an den Klappensegeln. Wenn wir auch dort eine Adhäsion von Thrombozyten vermeiden, haben wir sicher etwas Positives erreicht. Darüber hinaus erweitern wir auch noch durch die lokale PGE 1-Applikation periphere Gefäße am Fuß, die noch erweiterungsfähig sind. Damit senken wir den peripheren Widerstand im Heppschen Sinne und erhöhen den Druckgradienten und damit auch den Flow. Ich glaube, dann sind die Vasodilatation und die Aggregationshemmung die beiden ausschlaggebenden Wirkungsweisen. Ob hier Erythrozytenverformbarkeit

durch bessere Fluidität und Viskositätssenkung zusätzlich etwas bringen, weiß ich nicht.

Prof. Landgraf:
Ich könnte mir vorstellen, daß es gerade die Kombination dieser beiden Wirkungen mit der peripheren Vasodilatation ist. Sie haben gegen ASS verglichen, und bei ASS haben Sie auch die Thrombozytenfunktionshemmung. Das allein kann es also nicht sein.

Frage:
Wenn man die Substanz in strömendes Blut gibt, weiß ich nicht, wie lange der Thrombozyt braucht, um an eine Anastomose zu kommen. Ich weiß auch nicht, wie die Reaktionskinetiken sind, wie lange das Prostaglandin einwirken muß, um die Thrombozytenfunktion zu hemmen. Muß man nicht berücksichtigen, ob die Kontaktzeiten überhaupt ausreichen, um den Wirkungsmechanismus in Gang zu setzen?

Dr. Jung:
Selbst wenn die ersten Thrombozyten an der Gefäßwand adhärieren, verhindert man aber eine weitere Thrombosierung bis zum Verschluß des Gefäßes. Das kann man sicherlich beeinflussen. Ich sehe es genau wie Sie. Das ist einer der wesentlichen Punkte, die zu den guten Ergebnissen geführt haben.

Prof. Matthias:
Ich hätte es sehr begrüßt, wenn Sie auch eine Gruppe ohne ASS gehabt hätten. Sie hatten hier zwei antithrombozytäre Prinzipien, Prostaglandin und ASS. Das ASS war tendentiell schlechter. Wenn Sie eine Gruppe nur mit Heparin gehabt hätten, wäre es vielleicht noch schlechter gewesen, vielleicht aber auch besser. Dann könnten wir eine noch bessere Aussage treffen.

Prof. Gruß:
Da wir natürlich selbstkritisch sind, haben wir uns das auch gesagt, und deswegen schließen wir diese zwei anderen Studien an. Die PGI 2-Studie ist dann wirklich gegen Plazebo nur mit Kochsalz, und die PGE 1 adjuvante Studie bei den Sekundärverschlüssen geht auch gegen Plazebo, bei gleicher Heparinisierung.

Frage:
Noch einmal zu den Thrombozyten, die nicht nur deletäre Wirkungen haben. Man weiß aus ganz alten Experimenten, daß es zwangsläufig immer zu Thrombozytenniederschlag kommt, wenn ein Gefäß eine Fremdoberfläche hat, wenn das Endothel weg ist. Dieser Niederschlag ist sogar sehr wichtig, denn er deckelt zunächst einmal die Fremdoberfläche ab. Erst was über diesen initialen, schon nach Sekunden eintretenden Mechanismus hinausgeht, wenn weitere Thromben darauf wachsen, führt zum Gefäßverschluß. Wichtig ist, daß der Fluß in Höhe der Anastomose gut ist, damit die Scherkräfte so hoch sind, daß sich außer der zum Abdecken notwendigen Anteile nichts mehr halten kann.

Frage:
Hatten Sie bei dieser Studie gegen Placebo (Kochsalz) nicht Probleme mit der Ethikkommission?

Prof. Gruß:
Wir hatten keine Schwierigkeiten mit der Ethikkommission, diese prospektive Bypassstudie mit der intravenösen PGE 1-Gabe gegen Plazebo durchzubringen, weil es eben darüber keine Veröffentlichungen gibt. Und weil es bei dem sekundären Bypassmaterial zur Vermeidung von Sofortverschlüssen kein bekanntes Therapieprinzip gibt, hat die Ethikkommission „ja“ gesagt.

Dr. Jung:
Noch etwas zum Schergrad. Zumindestens im Tiermodell kann man ganz klar zeigen, daß aktivierte Thrombozyten durch den Schergrad alleine, auch wenn man den Durchfluß sehr erhöht, nicht gehemmt werden können. Wenn sie keine Funktionshemmung erzielen, wächst ein kleines Gefäß zu.

Konservative Therapie der arteriellen Verschlußkrankheit aus chirurgischer Sicht

H. Bisler

Elisabeth-Krankenhaus, Essen

Die vielen erprobten Möglichkeiten und Therapieprinzipien zur Behandlung der peripheren arteriellen Verschlußkrankheit erfordern eine umfangreiche Diskussion zur Frage des Vorgehens bei der Behandlung der Krankheit. Schon die Indikationsstellung zu einer Therapieform, sei sie nun konservativ oder rekonstruktiv, wirft fundamentale Fragen auf, denn bereits in diesem frühen Schritt ist die Abschätzung des erreichbaren Erfolges für die den Patienten betreffenden Konsequenzen äußerst wichtig. Das betrifft das Leiden, die Dauer des Leidens, die verbleibende Lebensqualität und die Rehabilitation. Andererseits umfaßt diese Diskussion heute auch die kritische Stellungnahme zu neuen methodischen Ansätzen und Bewertungen neuer Medikamente.
Hinsichtlich der konservativen Therapie der arteriellen Verschlußkrankheit stellen sich meines Erachtens die Probleme der Indikation und Wertung aus chirurgischer Sicht nicht anders als aus angiologischer Sicht dar.

Konservative therapeutische Möglichkeiten

Wenn ich von den umfangreichen therapeutischen Möglichkeiten der peripheren arteriellen Verschlußkrankheit spreche, die wir heute kennen, so muß ihre Aufzählung schon bei der Sekundärprävention durch das Gehtraining beginnen. Zusätzlich wird versucht, die Erkrankung durch eine medikamentöse Therapie zu beeinflussen. Alle Therapieformen werden durch die Behandlung kardiopulmonaler Erkrankungen, internistischer und orthopädischer Krankheitsbilder und durch die Berücksichtigung der Risikofaktoren unterstützt und begleitet.

Das Gehtraining

Ist bei der Behandlung der arteriellen Verschlußkrankheit eine konservative Therapie angezeigt, steht das Gehtraining, sowohl als sekundärpräventive Maßnahme als auch als reine Therapieform, an erster Stelle. Das Gehtraining wird als *die* Basistherapie der arteriellen Verschlußkrankheit bezeichnet. Sein therapeutischer Nutzen ist schon sehr lange bekannt, und es gab auch immer wieder Ansätze, das Prinzip zur allgemeinen Verbreitung zu bringen. Doch weder die schlicht empfohlenen häufigen Spaziergänge noch der „rezeptierte" Hund als Begleiter vermochten eine effektive Verbesserung der Gehleistung zu erreichen. So wurde das forcierte Gehen im wesentlichen lediglich zu Zwecken wissenschaftlicher Studien eingesetzt, für die eine Bestimmung der schmerzfreien und der Gesamtgehstrecke zur Bewertung medikamentöser Einflüsse notwendig war. Über das in Wien von WEIDINGER und BACHL [1, 2, 33, 34] initiierte Gehtraining hinaus wurde in der Bundesrepublik erst in den letzten Jahren in vielen Städten ein Durchbruch erreicht, als das Gehtraining in Gruppen durchgeführt wurde. In Gehtrainingsgruppen findet der Patient auf Dauer zu einer positiven Einstellung zu dieser Therapie. Nach einem längeren Gehtraining stellt sich schließlich auch der erwartete Erfolg ein, der den Patienten überzeugt [18]. Nur so ist es zu erklären, daß viele Patienten nicht nur über drei oder sechs Monate, sondern über ein oder zwei Jahre in Gehtrainingsgruppen bleiben.
Die sich in den Gehtrainingsgruppen entwickelnde Eigendynamik hält die Gruppe nicht nur zusammen und lebendig, sie führt darüber hinaus auch zu manchem unerwarteten Effekt.

Methode

Nachdem der Nutzen der Bewegung für gefäßkranke Patienten erkannt worden ist, wurde in den Anfängen durch RATSCHOW und SCHOOP versucht, mit sogenannten gefäßgymnastischen Übungen eine Durchblutungsverbesserung zu erreichen [28]. Seit dieser Zeit sind viele ambulante Bemühungen gestartet worden, die im wesentlichen aber nur über das Gespräch, die Aufforderung oder Lektüren und Handzettel als Empfehlungen den Patienten zum Mittun zu beeinflussen suchten. Alle diese noch so gut gemeinten Ratschläge bewirkten nichts. Auch das von WEIDINGER und BACHL durchgeführte

Gehtraining in Wien verhinderte selbst seine Verbreitung durch die Inanspruchnahme von Sportplätzen und Turnhallen, die nicht überall und jedem zur Verfügung standen.
Das im Laufe der Jahre intensiver durchgeführte ambulante Gehtraining einiger engagierter Angiologen und Gefäßchirurgen blieb methodisch an die Klinik gebunden sowie an den durchführenden und begleitenden Arzt, von dessen Zeit und Einsatzfreude das Ausmaß des Erreichbaren abhing [8, 19, 20]. Hinzu kam, daß die Durchführung sich häufig auf laufband- oder fahrradergometrische Übungen bezog, weil in den Kliniken dieses oder jenes Gerät zur Verfügung stand [29]. Diese recht mechanischen Methoden empfand der Patient als wenig ansprechend und langweilig, so daß sein Mittun sehr bald ermüdete.
Das Essener Gehtrainingsmodell [18], das sich an die Wiener Methode von Weidinger anlehnte, war von Beginn an so konzipiert, daß die einzelnen Gehtrainingsgruppen mit ihren Trainerinnen vollkommen autark blieben. Die ersten Trainerinnen, die von uns 1987 ausgebildet und autorisiert wurden, nahmen Anfang 1988 ihre Tätigkeit im Raum Essen auf. Die Trainerinnen rekrutierten sich aus den Berufen der Krankenschwester, der Arzthelferin oder Gymnastin. Es waren junge Frauen, die in den meisten Fällen zur Familiengründung aus dem Beruf ausschieden, dort aber großes Engagement gezeigt hatten. Sie wurden zusammengefaßt und über mehrere Stunden speziell für die Aufgabe der Gehtrainerin vorbereitet. Dazu gehörte die Vorstellung des Krankheitsbildes der arteriellen Verschlußkrankheit von der Ätiologie bis zur Therapie, aber auch die Behandlung der Differentialdiagnosen, z. B. des Lendenwirbelsäulensyndroms. Die praktische Durchführung wurde ebenso berücksichtigt wie der Umgang mit betroffenen Patienten, das Gespräch über die Nöte eines Gehbehinderten oder die Notwendigkeit der Diagnoseüberprüfung. Das Training findet grundsätzlich im Freien statt, möglichst bei jedem Wetter, in Parkanlagen und auf Spazierwegen, auf Wanderwegen und im Wald, mit entsprechender Kleidung (Abb. 1). Geübt wird nach der $\frac{2}{3}$-Methode, das heißt, der Patient übt mit $\frac{2}{3}$ seiner anfänglich schmerzfreien Gehstrecke. Die schmerzfreie Gehstrecke selbst wird zu Beginn des Gehtrainings einmal ohne und einmal mit Tempokontrolle, das heißt nach Metronomtakt, bestimmt. Der Test ohne Tempokontrolle dient zur allgemeinen Beurteilung von Flexibilität und Koordination des Bewegungsapparates und läßt den annähernden Metronomtakt von 60, 75, 90, 105 oder 120 Schritt/min schätzen. Mit dem $\frac{2}{3}$-Wert der tempokontrollier-

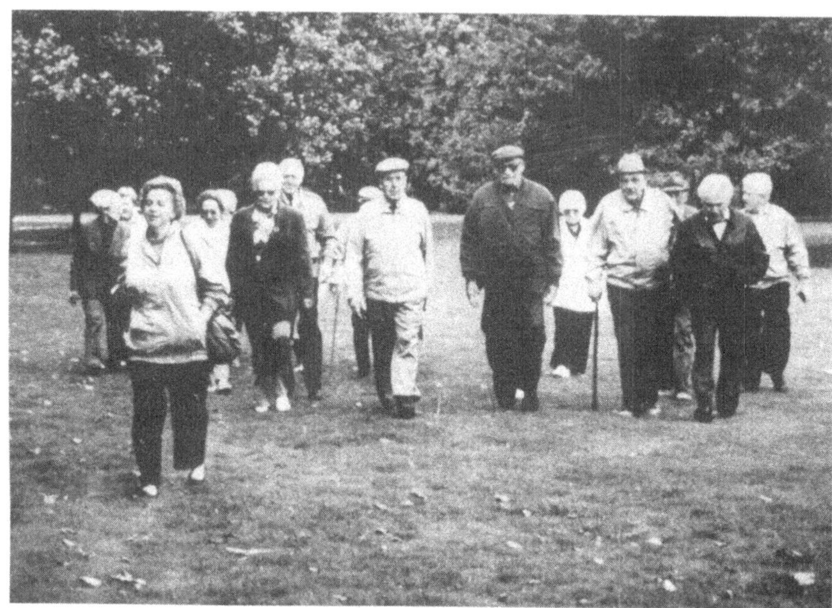

Abb. 1: In jeder Stadt, in jeder Region finden sich Parks, Wald- und Wanderwege oder auch nur Spazierwege fernab vom Verkehr, wo die Gehtrainingsgruppen auf leicht unebenem Boden sowohl ihr Gehtraining als auch Koordinationsübungen des gesamten Bewegungsapparates absolvieren können. In entsprechender Kleidung ist das Gehtraining meistens das ganze Jahr über möglich.

ten Gehstrecke wird die Trainingsstrecke bestimmt. Diese Strecke wird immer wieder mit Pausen von drei bis fünf Minuten absolviert. In den Pausen werden gymnastische Übungen zur Betätigung der übrigen Gelenke und Muskelgruppen durchgeführt. Diese Bewegungstherapie sollte möglichst auf weichem Boden mit leichten Unebenheiten durchgeführt werden.
Grundsätzlich kann die hinzugewonnene Gehleistung an einer Verlängerung der schmerzfreien Gehstrecke bei konstantem Tempo oder bei Konstanthalten der primären Gehstrecke an der Steigerung des Tempos gemessen werden. In unserem Modell wird der Takt, das heißt das Tempo, in einer Leistungsgruppe so lange beibehalten, bis reproduzierbar 1 000 Meter Gehleistung erreicht werden. Danach rückt der Patient in die nächst höhere

Leistungsgruppe mit einem höheren Tempo, in der er die Erfahrung macht, daß durch die Tempoanhebung seine schmerzfreie Gehstrecke zunächst erneut verkürzt ausfällt.
Die Patienten üben mindestens zweimal wöchentlich je eine Stunde über sechs Monate. Zusätzlich üben sie möglichst täglich in ähnlicher Weise in ihrer privaten Umgebung. Die Trainerinnen sammeln selbständig die Meßergebnisse zur statistischen Auswertung auf vorgegebenen Fragebögen.

Zu Beginn

Im Vordergrund des ersten Gespräches sollte die Erklärung der Krankheit stehen, damit verstanden werden kann, wie es zum Schmerz in der Wade kommt. Die Mitarbeit des Patienten wird am ehesten gewonnen, wenn er mitdenken kann und hierdurch selbst in der Lage ist, den Sinn im therapeutischen Procedere auszumachen. Die Unterstreichung der Ernsthaftigkeit der Befunde, etwa durch die Demonstration des Unterschiedes von Pulsoszillationen zwischen gesundem und erkranktem Bein oder die Mitteilung von Druckwerten, muß immer zum Ziel haben, den Patienten positiv zu motivieren, die ihm gebotenen Chancen zu nutzen und den erlittenen Schaden klein zu halten.
Die Erklärung des Gehtrainings muß einerseits auf den Trainingscharakter hinweisen, andererseits eine Ausdauer fordern, ohne die Erfolge nicht zu erwarten sind. Auch die Teilnahme am Gehtraining innerhalb einer Gruppe sollte als Garantie für die erwartete Ausdauer empfohlen werden. Den Patienten, die mehr zu einer individuellen Gestaltung ihres Gehtrainings neigen, sollte zumindest nahegelegt werden, in der Praxis zu erfahren, wie trainiert werden soll, da die einfache Erklärung des Vorganges nicht ausreichen kann.
In der praktischen Arbeit hat es sich auch gezeigt und bewährt, die Patienten selbst auf Risikofaktoren kommen zu lassen und eine entsprechende Motivation z. B. zum Abstellen des Rauchens aus den Unterhaltungen untereinander zu entwickeln [3, 4, 7, 10, 19, 20, 21, 27].

Ergebnisse

Nach fast drei Jahren des praktizierten Gehtrainings in Essen verfügen wir über Kurzzeit- und Langzeitergebnisse, die wir nach der Anwendung des Essener Modells erreichten. Die wesentlichen Ergebnisse aus den Veröffentlichungen [18] sollen hier zusammengetragen werden.
1988 begannen wir mit zehn Gehtrainingsgruppen, die auf das Stadtgebiet verteilt waren. Sie umfaßten 90 Patienten, von denen aber nur 80 Patienten ein regelmäßiges Gehtraining über sechs Monate absolvierten. Im Oktober 1990 waren es schon 200 Patienten, die in 15 Gehtrainingsgruppen aufgeteilt waren. Davon wurden 135 Patienten regelmäßig in den einzelnen Gruppen trainiert.
Während eine erste Studie die Ergebnisse über insgesamt sechs Monate veröffentlichte, beinhaltete eine zweite Studie die Ergebnisse eines Trainings über zwölf Monate und mehr. In der ersten Studie mit 80 Patienten befanden sich 53 Männer und 27 Frauen mit einem Durchschnittsalter von 68,3 Jahren. Die jüngste Teilnehmerin war 49 Jahre und die beiden ältesten Teilnehmer 80 Jahre.
Bei der Bestimmung der initialen schmerzfreien Gehstrecke konnten 13 Patienten nicht weiter als 100 m, 50 Patienten nicht weiter als 250 m und 17 Patienten nicht weiter als 450 m gehen. Nach einem dreimonatigen Training, das zweimal wöchentlich in der Gehtrainingsgruppe stattfand und an den übrigen Tagen zu Hause mehr oder weniger konsequent durchgeführt worden ist, wurde die Verteilung der Patienten in den Leistungsgruppen erneut ermittelt. In der Zwischenzeit wurde auf die Lebensweise, auf bestehende Risikofaktoren oder auf den Gebrauch von Medikamenten kein Einfluß genommen. Bis 100 m konnten nur noch acht Patienten gehen, bis 250 m 16 Patienten und bis 450 m 38 Patienten. Bereits 18 Patienten konnten über diese Marke hinaus ihre schmerzfreie Gehstrecke verlängern. Die deutliche Verschiebung des Patientenkollektivs in die leistungsstärkeren Bereiche geht aus Tabelle 2 hervor.

Nach insgesamt sechs Monaten des intensiven Gehtrainings war eine weitere, über das lineare Maß hinaus deutlich ansteigende Leistungsverbesserung des gesamten Kollektivs zu verzeichnen. Zu diesem Zeitpunkt waren alle Patienten in der Lage, mehr als 100 m zu gehen. Bis 250 m gingen zwölf Patienten, bis 450 m schafften es 24 Patienten und bei 44 Patienten war die schmerzfreie

Tab. 1: Die initiale schmerzfreie Gehstrecke von 80 Patienten mit arterieller Verschlußkrankheit der unteren Extremitäten im Stadium II nach Fontaine.

m	n	%
50 — 100 m	13	16
100 — 250 m	50	63
250 — 450 m	17	21
	80	100

Tab. 2: Bereits nach drei Monaten erkennt man eine Verschiebung in den Bereich längerer Gehstrecken.

m	n	%
bis 100 m	8	10
100 — 250 m	16	21
250 — 450 m	38	47
> 450 m	18	22

Gehstrecke sogar über 450 m angestiegen. Nach drei Monaten und besonders nach sechs Monaten waren einige Patienten sogar in der Lage, im Marschtempo mehr als 1 000 m schmerzfrei zurückzulegen (Tab. 3).

Betrachtet man die einzelnen Patienten, so kann von 77 Patienten gesagt werden, daß sie eine Erweiterung ihrer schmerzfreien Gehstrecke erreichten. Lediglich drei Patienten, die aber initial bereits mehr als 100 m schmerzfrei gingen, konnten keine wesentliche Leistungsverbesserung erfahren und verblieben in der Gruppe der Patienten mit einer schmerzfreien Gehstrecke zwischen 100 und 250 m.
Die guten Ergebnisse der Gefäßchirurgie nach rekonstruktiven Eingriffen, die selbstverständlich weit über dem anzusiedeln sind, was durch ein Gehtraining erreicht werden kann, sind deswegen noch keine Alternative.

Tab. 3: Nach insgesamt sechs Monaten waren alle Patienten in der Lage, mehr als 100 m schmerzfrei zu gehen. Ein großer Teil erreichte Gehstreckenweiten, die ihn in der Beanspruchung des Alltages seine Krankheit vergessen ließen.

m	n	%
bis 100	0	0
100 – 200	12	15
250 – 450	24	30
> 450	44	55

3 Patienten (4 %), die initial mehr als 100 m schmerzfrei gingen und in den 15 % der nunmehr schwächsten Leistungsgruppe enthalten sind, konnten ihre Gehstrecke nicht verbessern.

Selbst bei Berücksichtigung der Erlangung der Arbeitsfähigkeit kann schon aus rein technischen Gründen die Indikation zu einer Gefäßrekonstruktion nicht in jedem Fall gestellt werden. Darüber hinaus bleibt das Risiko des Frühverschlusses, der Re-Operation und schließlich der Infektion zu berücksichtigen. Die gefäßchirurgischen Rekonstruktionsmethoden sind mit gleichem Erfolg auch wesentlich später im Krankheitsverlauf des Stadiums II oder auch nach fehlgeschlagenen konservativen Therapieversuchen einsetzbar.

Das wiederholte Zusammentreffen und der familiäre Grundton entwickeln nach und nach eine Eigendynamik sowohl für das Training als auch für die Geselligkeit. Die Gehtrainerin konzentriert sich weiterhin darauf, daß neben dem spezifischen Gehtraining eine dem Alter entsprechende Beanspruchung des gesamten Bewegungsapparates erfolgt. Auch der subtile Anstoß zu einer Unterhaltung über das Rauchen oder die Kontrolle des Blutzuckers oder Blutdruckes und andere Risikofaktoren bedeutet hohe Strategie im Kampf gegen die Risikofaktoren. Die wesentlichen Erfolge, die hierbei erzielt werden, werden nahezu beiläufig und spielerisch erreicht.

Ganz wesentlich ist für viele Patienten der höheren Altersgruppe die Befreiung aus einer Isolation, in die Sie einmal durch ihre verkürzte schmerzfreie Gehstrecke gedrängt worden sind. Mit der Knüpfung sozialer Kontakte aus der Sicherheit heraus, unter Menschen zu sein, die dieselben Handikaps haben, ergeben sich neue soziale Verknüpfungen und zunehmende Unternehmungslust. Gehen zu können heißt, am Leben der Gemeinschaft intensiver teilnehmen zu dürfen.

Dauer des Gehtrainings

Zur Untersuchung des Gehtrainingseffektes sind viele Studien mit sehr unterschiedlichem Aufbau vorgelegt worden [7, 8, 19, 25]. Während sich zunächst die Meinung verbreitete, daß nach sechs Monaten eine weitere Zunahme der Gehleistung durch das Training nicht mehr erzielt werden kann [6], konnte WEIDINGER bereits 1979 und 1985 eine signifikante Leistungszunahme über 4½ Jahre feststellen [34]. Da nach dem Essener Modell das Gehtraining über das ganze Jahr im Freien durchgeführt wird, interessierten uns unsere Langzeitergebnisse. Von den mittlerweile 200 Patienten in den Gehtrainingsgruppen in Essen trainieren ca. 135 Patienten regelmäßig. Die Auswertung berücksichtigt 77 Patienten über drei Monate, 65 Patienten über sechs Monate, 34 Patienten über zwölf Monate und 19 Patienten nahmen bis zu 24 Monate teil.

Bei der initialen Messung der Gehstreckenleistung waren 45 Männer und 32 Frauen mit einem Gesamtdurchschnittsalter von 67 Jahren.

Tabelle 4 weist die Risikofaktorenhäufigkeit mit einer Hyperlipidämie von 44,7 %, gefolgt von einer Hypertonie mit 42,1 % auf. Erst dann folgt der Nikotinabusus mit 27,6 % und der Diabetes mellitus mit 14,1 %. Bei nahezu der Hälfte der Patienten ist nur ein Risikofaktor vorhanden, ein knappes Drittel ist durch zwei Risikofaktoren gefährdet. Nur 6,5 % vereinigen drei Faktoren, 17,1 % weisen keinen Risikofaktor auf.

Tab. 4: Risikofaktorenhäufigkeit in Prozent.

Risikofaktoren	%
Nikotin	27,6
Diabetes mellitus	14,1
Hyperlipidämie	44,7
Hyopertonie	42,1

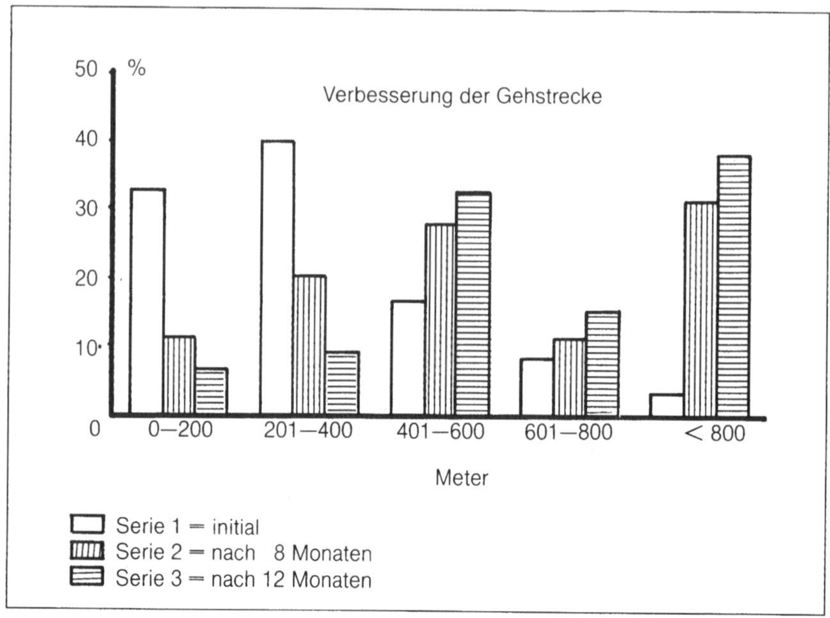

Abb. 2: Die Zusammenstellung der Werte und der Vergleich nach sechsmonatigem und zwölfmonatigem Training mit der Anfangsgehstrecke zeigt, daß viele Patienten aus den beiden unteren Leistungsgruppen in Gruppen mit deutlich verbesserter Gehleistung überwechseln. Ein besonders erfreulicher Anstieg ist in den beiden letzten Leistungsgruppen mit Strecken über 600 bzw. 1 000 m zu verzeichnen.

Gemessen wurde der Leistungszuwachs nach sechs und zwölf Monaten und mit den Initialmessungen verglichen. Eine summarische Zusammenfassung gibt Abb. 2 wieder.

Als wesentliche Ergebnisse können wir aus dieser Studie entnehmen, daß auch nach mehreren Monaten immer noch ein Leistungszuwachs durch ein intensives Gehtraining zu erreichen ist. Die Zuordnung der Gehstreckenverbesserung zum Patientenalter, zu einzelnen Risikofaktoren oder zu der Anzahl der Risikofaktoren zeigt ebenfalls keine limitierende Anhäufung. Die Trainierbarkeit der Patienten war hiervon nicht abhängig.

Im Vergleich zur Verbesserung der Gehleistung mit der dazugehörenden

Gehtrainingsdauer ergab sich, daß neben einer ständigen Zunahme der schmerzfreien Gehstrecke bei regelmäßigem und gleichbleibendem Training in den ersten sechs Monaten des Trainings die Leistungszunahmeraten bei allen Patienten sehr gestreut sind. Erst nach sechs Monaten erfolgt für nahezu alle Patienten eine gleichstarke Leistungszunahme.

Zusatzeffekte des Gehtrainings

Zunächst kommen die Patienten am vereinbarten Treffpunkt zusammen und haben nichts anderes gemeinsam als ihre arterielle Verschlußkrankheit. Durch die behutsame und liebevolle Einführung der Patienten in die Gruppe, die sich im wesentlichen aus Männern und Frauen im 6. Dezenium rekrutiert, wird sehr bald eine Gemeinsamkeit hergestellt. Das wiedererlangte Gefühl neuer Lebensqualität ist wohl der allerwichtigste Zusatzeffekt einer Therapie, deren eigentliches Ziel es ist, die schmerzfreie Gehstrecke des AVK-Patienten zu verlängern.

Die Organisation von Gehtrainingsgruppen

Die Essener Erfahrungen haben gezeigt, daß zur Einrichtung eines Gehtrainings und zur Gründung von Gehtrainingsgruppen ein geringer organisatorischer Aufwand genügt. Die Gründe liegen in der frei ausgehandelten Übereinkunft mit den RVO- und Ersatzkassen, daß das Gehtraining im Rahmen der von den Kassen unterstützten Präventionen finanziert wird. Dadurch sind die Bestimmungen des Behindertensports für das Gehtraining nicht maßgebend [8].

Nach dem Essener Modell kann jeder angiologisch-gefäßchirurgisch interessierte Kollege das Gehtraining in seiner Umgebung initiieren. Hierzu gehören drei Dinge:

— Eine Vereinbarung mit den RVO- und Ersatzkassen,
— Rekrutierung und Ausbildung geeigneter Trainerinnen,
— Information der örtlichen Ärzteschaft.

Im Rahmen der Primär- und Sekundärprävention, die von den Krankenkassen mit Recht in den Vordergrund gestellt und unterstützt werden,

AOK	BKK	IKK	VdAK/AEV	M	F	R

Name des Versicherten Vorname geb.

Ehegatte / Kind / sonst. Angeh.

Arbeitgeber (Dienststelle/Mitgl.-Nr./Freiw./Rentner)

Wohnung des Patienten

Verordnung über Gehtraining (Arterien-Verschluß-Krankheit)

Diagnose / Befund: ____________________

Voraussichtliche Dauer:

Arbeitsunfall ________

sonstiger Unfall ________

Versorgungsleiden ________

(Arztstempel) Unterschrift

Genehmigungsvermerk der Krankenkasse

Die Kosten werden im Rahmen der Vereinbarung übernommen

Essen, den ____________

Unterschrift, Stempel der Krankenkasse

Behandlungsbestätigung des Teilnehmers siehe Rückseite

Abb. 3: Vordruck zur Verordnung des Gehtrainings.

Behandlungsbestätigung des Teilnehmers

Datum	Unterschrift	Datum	Unterschrift

Abb. 4: Behandlungsbestätigung des Teilnehmers

erfolgte mit den Essener Kassen 1987/88 erstmalig die Vereinbarung, in der das Gehtraining als Therapieform anerkannt wird. Es wurde für das Gehtraining die Kostenübernahme durch die Kassen vereinbart und ein Satz von DM 5,— pro Patient und Trainingsstunde akzeptiert. Die Gruppengröße ist mit 15 Patienten für eine Trainerin zu einem Zeitpunkt limitiert, da sonst eine individuelle Betreuung des einzelnen Gruppenteilnehmers nicht mehr gewährleistet werden kann. Die Verordnung des Gehtrainings erfolgt auf einem Vordruck (Abb. 3 und 4).

Die Verordnung des Gehtrainings für sechs Monate erfolgt durch den behandelnden Arzt, der die Diagnose stellt: Arterielle Verschlußkrankheit der unteren Extremitäten im Stadium II. Im unteren Teil läßt sich die Trainerin zu Beginn des Trainings die Übernahme der Kosten durch die Kasse bestätigen. Auf der Rückseite quittiert der Patient jede Trainingsstunde, an der er teilgenommen hat, mit seiner Unterschrift. Auf diese Weise kann die Gehtrainerin am Ende des Quartals selbst mit der Kasse abrechnen.

Als Gehtrainerinnen haben wir Frauen ausgesucht, die aus medizinischen Berufen kommen und damit die Voraussetzung für den Umgang mit Patienten mitbringen. Geeignete Personen findet man am ehesten über Praxen, Krankenhäuser, Laborgemeinschaften, aber auch über Presseanzeigen.

Die Ausbildung von Trainerinnen wird von angiologischen und gefäßchirurgischen Kollegen übernommen und an drei bis vier Abenden durchgeführt. Die Themen erstrecken sich von der Ätiologie und Pathogenese der arteriellen Verschlußkrankheit über die Kenntnis invasiver und nichtinvasiver diagnostischer Verfahren bis hin zu den verschiedenen Therapieformen. Das Prinzip und der Sinn des Gehtrainings sowie Indikation und Kontraindikation zum Gehtraining, aber auch die Differentialdiagnostik, hauptsächlich hinsichtlich arthrogener oder neuralgischer Erkrankungen, wird vermittelt [17, 26, 28]. Im praktischen Teil wird über den organisatorischen Aufbau des Trainings, über die praktische Durchführung und über die Abrechnungsverfahren gesprochen. Dazu gehört auch, wo dies schon möglich ist, die Teilnahme an Trainingsstunden bei bereits eingesetzten Trainerinnen sowie umgekehrt die selbständige Durchführung einer Gehtrainingsstunde in Begleitung einer erfahrenen Trainerin.

Durch das Fehlen eines Arztes beim Gehtraining wird den heute verbreiteten Ängsten unter Kollegen begegnet, die eine Abwerbung von Patienten befürchten.

Nach der ärztlichen Information über das Gehtraining sind die Kollegen aufgerufen, diagnostizierte AVK-Patienten im Stadium II durch Mitteilung von Namen und Telefonnummern der Trainerinnen in Gruppen zu sammeln. Die niedergelassenen Ärzte sollen in dreimonatigen Abständen den Therapieverlauf überprüfen und den Patienten weiter betreuen. Die Trainerinnen andererseits halten den Kontakt zu den einzelnen Hausärzten.

Medikamentöse Therapie der peripheren arteriellen Verschlußkrankheit

Schon sehr früh hat man versucht, durch Veränderung der Rheologie des Blutes den Stoffwechsel in der Peripherie bei arterieller Verschlußkrankheit positiv zu beeinflussen [11, 12, 25, 31]. Nachdem die arterielle Perfusion durch Verschlüsse und Stenosen im Stromgebiet der Becken-, Bein- und Fußarterien empfindlich gestört worden ist, entstehen aufgrund eines Sauerstoffdefizits oft massive Gewebsstoffwechselstörungen im Kapillarbereich. Die kompensativ wirkende Gefäßdilatation im peripheren und akralen Bereich, bedingt durch die azidotische Stoffwechsellage, vermag bei dem chronischen Krankheitsbild keine Verbesserung zu bewirken, da sie das Stromzeitvolumen mit entsprechend erhöhtem Sauerstoffangebot nicht verbessern kann.

Viele pharmakologische Substanzen wurden daher in der Vergangenheit in hartem Wettstreit auf durchblutungsfördernde Eigenschaften hin untersucht, miteinander verglichen, aber auch therapeutisch eingesetzt. Man hat ihnen global positive Eigenschaften, wie die verbesserte Sauerstoffversorgung im Gewebe oder die Verminderung einer Thrombozytenaggregation oder die Verbesserung der Erythrozytenverformbarkeit zugeschrieben. Fluidität und Zellprotektion, Vasomotionszunahme und Umverteilungseffekte im kapillaren Flußbett, anfänglich aber auch Gefäßdilatation, schienen besondere Beobachtungsergebnisse zu sein [9, 15, 16, 30, 31, 35]. Viele Detailbeobachtungen in vitro wie in vivo bedingten den nun immer größeren therapeutischen Einsatz sogenannter vasoaktiver Medikamente, von denen sich letztlich besonders drei den Ruf sicherten, unter harten Untersuchungsbedingungen Wirkungssignifikanzen gegen Plazebo erbracht zu haben. Es sind dies die Substanzen: Pentoxifyllin, Naftidrofuryl und Buflomedil.

Aufgrund fehlender Untersuchungsmethoden konnten die einzelnen therapeutischen Effekte dieser Substanzen kaum quantifiziert werden. So verblieb die summarische Quantifizierung der Gehleistungsverbesserung der unteren Extremitäten im Fall der arteriellen Verschlußkrankheit. Dies war schon deswegen sinnvoll, weil im Stadium II der PAVK die Erkrankung der Arterien zu einer *Leistungsminderung* des „Organs“ Bein führte. Dagegen standen bei noch vollkommen suffizientem Ruhestoffwechsel Ernährungsstörungen der Gewebe, die im Stadium III und IV der Erkrankung auftreten, noch nicht zur Debatte [5, 13, 14].

Der Kliniker, der bei einem Patienten mit einer verkürzten schmerzfreien Gehstrecke durch eine arterielle Verschlußkrankheit ein Medikament einsetzt, fragt nach einer erfahrbaren Wirkung durch die Medikation. Der Patient bringt sich heute mehr als früher bei der Durchführung einer Therapie ein. Aufgrund der allgemeinen Diskussion in der Bevölkerung über Risikofaktoren wie das Rauchen, den Diabetes mellitus, die Hypertonie, die Hyperlipoproteinämie, die Gicht und die Bewegungsarmut kann zumindest bei der Einnahme der Medikamente von einer sehr hohen Compliance ausgegangen werden. Dies gilt aber noch nicht so sehr für die Vermeidung oder die Behandlung von Risikofaktoren.

Auch wenn bei der Beurteilung der Wirkung von vasoaktiven Substanzen weder auf die Risikofaktoren noch auf die Lebensgewohnheiten der Patienten eingewirkt wurde, so sah man dennoch in allen Studien in der Plazebogruppe durch einen sogenannten Bewußtseinsprozeß mit Schongangentwicklung einen zwar geringen, aber doch eindeutigen Effekt, der sich in einer entsprechenden Gehleistungsverbesserung ausdrückte. Als um so wertvoller wurden daher signifikante Behandlungserfolge interpretiert, die die Verum-Gruppe in der statistischen Auswertung aufzeigte. Eine solche Studie legte der Verfasser bereits 1986 vor, in der die Substanz Buflomedil in einer 2-Phasen-Studie mit einer intravenösen und einer nachfolgenden oralen Applikation von Buflomedil gegen Plazebo bei 38 Patienten mit chronischer arterieller Verschlußkrankheit der unteren Extremitäten im Stadium II nach Fontaine geprüft wurde [5].

Die wesentlichen Ergebnisse dieser Studie sowie die Besonderheiten der Methode sollen hier aus der Arbeit kurz referiert werden. Es wurden nur Patienten zwischen 40 und 70 Jahren beiderlei Geschlechts in die Studie aufgenommen, bei denen die Claudicatio intermittens bereits ein bis drei Jahre bestand. Die Rekrutierung einer solchen Patientengruppe wäre heute bei der Intensität der therapeutischen Bemühungen wohl nur äußerst schwierig zu erreichen, da kaum noch genügend Patienten gefunden werden können, die

über einen so langen Zeitraum von einer Therapie der AVK ausgeschlossen waren. Die schmerzfreie Gehstrecke wurde auf dem Laufband bei einer Geschwindigkeit von fünf km/h und einer Steigung von 10° gemessen. Ebenso wurde die Gesamtgehstrecke ermittelt. Die Diagnose wurde bei allen Patienten durch eine angiologisch-klinische Untersuchung, durch die elektronische Oszillographie, die Ultraschalldopplerdruckmessung in der Peripherie und eine Angiographie gestellt und gesichert.
Die randomisierte Doppelblindstudie teilte sich nach einer Auswaschphase von vier Wochen in eine zweiwöchige stationäre Behandlung mit intravenösen Infusionen auf, wobei zweimal 100 mg/die Buflomedil in physiologischer Kochsalzlösung gegen reine Kochsalzlösung verabreicht wurden. Die zweite Phase bildete eine ambulante Behandlung mit einer oralen Einnahme von insgesamt 600 mg Buflomedil pro Tag über acht Wochen. Die Kontrolle der Wirkung wurde durch das Laufbandergometer sowie durch die Messung der Druckdifferenzen zwischen der Arteria brachialis und den Fußarterien ermittelt.
Erwartungsgemäß konnte eine Verbesserung der Dopplerdrucke in der Peripherie über die gesamte Zeit der Behandlung nicht festgestellt werden. Jedoch war eine hochsignifikante Verbesserung der schmerzfreien wie auch der Gesamtgehstrecke bereits nach vierzehntägiger i.v.-Applikation zu verzeichnen. Es konnte gezeigt werden, daß nach dieser Zeit eine relative Änderung der Gesamtgehstrecke, sowohl in der schmerzfreien als auch in der Gesamtgehstrecke, um 30 % erfolgte [5].
Am Übergang von der stationären i.v.-Applikation zur ambulanten oralen Applikation erfolgte eine leichte Verminderung der Zuwachsrate der Gehstrecke. Dennoch blieb der Unterschied zur Plazebogruppe sowohl für die schmerzfreie als auch für die Gesamtgehstrecke hochsignifikant. So konnte schließlich nach acht Wochen eine Verdoppelung der Gehstrecke in der Verum-Gruppe erreicht werden.
Die Ergebnisse der stationären Behandlung konnten mit denen der ambulanten Fortsetzung der Therapie nicht verglichen werden. Es wurde lediglich der vorsichtige Schluß gezogen, daß durch eine i.v.-Applikation ein schnellerer Effekt erreicht werden kann. Hinzu kommt die Feststellung, daß bei erhaltenem und weiter nachweisbarem Druckgradienten durch Verschlüsse und Stenosen im vorgeschalteten Gefäßgebiet dennoch in der Peripherie durch die Substanz ein zu Plazebo signifikanter Effekt erzielt worden ist.

In einer weiteren Studie [32] wurde der Frage nachgegangen, ob eine solche Gehstreckenzunahme unter Buflomedil-Applikation auch über einen noch längeren Zeitraum als acht Wochen erreicht werden kann. Zunächst wurde festgestellt, daß auch in dieser Studie, in der nach einer Auswaschphase keine stationäre Infusionstherapie erfolgte, schließlich nach zwölf Wochen einer oralen Applikation von 600 mg Buflomedil pro Tag eine Gehstreckenverdoppelung sowohl der schmerzfreien als auch der Gesamtgehstrecke gemessen wurde. Nach diesem Zeitraum wurde die Medikation von 600 mg/die Buflomedil bei 56 Patienten über die zwölfte Woche bis zu zwölf Monaten fortgesetzt. Nähere Angaben zur Methode und zu den Ergebnissen sind in der Literatur nachzulesen [32].
Im Ergebnis zeigte sich eine fortgesetzte signifikante Zunahme der Gehstrecke. Die schmerzfreie Gehstrecke verlängerte sich um 75 % und die Gesamtgehstrecke sogar um 107 %. Daraus konnte auf eine sinnvolle Fortsetzung einer Therapie auch über Wochen geschlossen werden [22, 23, 24].

Die kombinierte Therapie

Wegen dieser Therapieerfolge empfiehlt es sich, Buflomedil kombiniert mit einem intensiven täglichen Gehtraining in den leistungseinschränkenden Stadien der Claudicatio intermittens anzuwenden. Bei einem Stadium IIa mit einer initialen Gehstreckenleistung von über 100 m im Marschtempo besteht aber noch kein Anlaß zu einer zusätzlichen Medikation. Dagegen wird der durch die Claudicatio im Alltag wie im Berufsleben gepeinigte Patient sicherlich sinnvoll durch den zusätzlichen Einsatz von vasoaktiven Medikamenten unterstützt und behandelt.
Doch muß man auch die Gefahr sehen, die aufgrund der Gabe von Medikamenten bei einer solchen Therapiekombination besteht. Da unsere Gesellschaft gewohnt ist, ihre Leiden durch die Einnahme von Tabletten und Dragees zu beseitigen, wird auch in diesem Behandlungskonzept das Medikament bevorzugt, im Gegensatz zum Gehtraining überbewertet und — weil müheloser — schließlich als alleinige Therapie zur Durchblutungsförderung gewählt. Unterstützt wird dieser Vorgang durch die Lektüre des Beipackzettels. Das „mühsame“ Gehtraining wird eingestellt. So bezieht sich die Restcompliance lediglich auf die Einnahme der Medikamente und nicht mehr auf die aktive Therapieform des Gehtrainings.

Therapiekontrolle

Wie bei jeder anderen Medikation ist auch bei der Behandlung von Durchblutungsstörungen durch vasoaktive Substanzen eine Kontrolle der Wirksamkeit erforderlich. Dies wird eventuell nur durch die anamnestischen Angaben des Patienten bei Kontrolluntersuchungen möglich sein. Es sei hier nur am Rande erwähnt, daß die Dopplerdruckmessung der peripheren Perfusionsdrucke nicht die Methode der Suche nach Erfolgen durch eine konservative Therapie darstellt; sie ist vielmehr eine Methode zur Bestimmung der Verschlechterung einer Perfusion, weil durch die Messungen der Druckgradient an Stenosen und Verschlüssen bestimmt werden kann. Zur Kontrolle des Therapieerfolges können für den Hausarzt auch die Gehtrainerinnen tätig sein. Sie sammeln ohnehin die Leistungsdaten für jeden einzelnen Patienten, die alle vier Wochen erhoben werden sollen.
Weil uns Methoden zur exakten Bestimmung eines Wirkungsgrades fehlen, können wir während der alltäglichen Therapie in der Praxis außerhalb von aufwendigen Studien bei der Mitteilung von Erfolgen durch den Patienten oder nach der Messung einer länger werdenden Gehstrecke nicht zwischen einem Plazeboeffekt und einer Medikamentenwirkung unterscheiden. Hat der behandelnde Arzt jedoch den Eindruck, daß das eingesetzte Medikament gar keine Wirkung erkennen läßt, so ist zumindest ein Wechsel der Substanz angezeigt. Dies sollte spätestens nach drei bis vier Wochen entschieden werden. Es wäre unsinnig und nicht zu verantworten, wenn ein durchblutungsförderndes Medikament lediglich aus einer „ut aliquid fiat"-Indikation gegeben würde.

Das komplizierte Stadium II und das Übergangsstadium III

Wir haben gelernt, aus einem Stadium II nicht gleich ein Stadium IV werden zu lassen, wenn durch Bildung von Rhagaden, durch Fehler bei der Pediküre oder andere Verletzungen eine zusätzliche Symptomatik beschrieben werden kann. Das Stadium II und auch das durch eine Verletzung komplizierte Stadium II unterscheiden sich vom Stadium IV durch wesentlich höhere periphere arterielle Perfusionsdrucke. Durch dieses leicht zu erhaltende Kriterium der Drucke ist die Frage der adäquaten Therapie leicht zu beantworten und der Grad der Gefährdung der Extremität zu erkennen.
Das Stadium III, das durch den Ruheschmerz ohne Gangrän gekennzeichnet

ist, läßt sich klinisch besser als ein flüchtiges Durchgangsstadium bezeichnen, in dem die Gefahr zur bedrohlichen Verschlimmerung der Krankheit besteht, so daß bald ein Stadium IV resultiert. Andererseits kann die Ruheschmerzsymptomatik nach kurzer Zeit auch wieder verschwinden und zurück bleibt ein Stadium II mit Claudicatio.

Auch in diesem Stadium sind den invasiven Therapiemöglichkeiten häufig die konservativen Maßnahmen voranzustellen, wenn sie aus operationstechnischen Gründen nicht die allein möglichen Therapieverfahren darstellen. Ist eine Operation technisch grundsätzlich möglich, wird in der Vorbereitung des Patienten aus kardiologischer, angiologischer und chirurgischer Sicht das Krankheitsbild schon wesentlich beeinflußt werden können. Die Stärkung der vis a tergo, die Beeinflussung der Rheologie und die chirurgische Lokalbehandlung der Nekrosen oder der Gangräne im Vorfeld der Operation verbessern insgesamt die Aussichten für ein gutes rekonstruktives Ergebnis.

Schließlich sind uns alle jene Fälle bekannt, in denen aufgrund der angiographisch aufgedeckten Gefäßverhältnisse ein Rekonstruktionserfolg in Frage gestellt werden muß und lediglich als Ultima ratio angesehen werden kann. Hierzu gehören vor allem auch die Fälle, derer sich die crurale Bypasschirurgie annimmt. Die Erfolge dieser cruralen Rekonstruktionschirurgie werden nicht mit denen der konservativen Therapie verglichen, viel mehr bedeuten sie einen gefäßchirurgischen Triumpf über eine allzu nihilistische Einstellung. Ist eine Rekonstruktion gar nicht mehr möglich oder frustran verlaufen, bleibt wiederum nur die konservative Therapie als letzte Erhaltungsmöglichkeit vor drohender Amputation.

Auf eine letzte Gruppe sei in diesem Zusammenhang noch hingewiesen. Wir meinen jene Patienten, bei denen die natürliche Kollateralisation von Verschlüssen durch vorgelagerte zusätzliche Verschlüsse oder Stenosierungen ineffektiv wird. Hier gelingt es häufig, durch gefäßrekonstruktive Maßnahmen, z. B. die Profundaplastik, die Rekonstruktion der Beckenetage, des femoralen oder axillo-femoralen Bypassverfahrens, die arterielle Perfusion zu verbessern. Postoperativ haben besonders diese Patienten von konservativen Maßnahmen, vom Gehtraining bis zur medikamentösen Therapie und von der Kombination beider, einen großen Nutzen. Darüber hinaus sollte jedem Patienten nach gefäßrekonstruktiven Operationen die konservative Therapie zuteil werden. Dies geht schon aus der Überlegung hervor, daß die periphere arterielle Verschlußkrankheit ohnehin mit einer negativen Progredienz behaftet bleibt.

Literatur

1 Bachl N. Grundlagen der Belastungsuntersuchungen und Leistungsbeurteilung. In: Aigner A. Sportmedizin in der Praxis. Hollinek 1985.

2 Bachl N. Effekte einer kontrollierten Bewegungstherapie bei Claudicatio intermittens. Vortrag beim 23. Internationalen Fortbildungskurs für Sportmedizin. Velden 1986.

3 Berg A, Keul J. Beeinflussung der Serumlipoproteine durch körperliche Aktivität. Dtsch Ärzteblatt 1984; 81: 1161.

4 Berg A, Keul J. Influence of maximum aerobic capacity and relative body weight on the lipoprotein profile in athletes. Atherosclerosis 1985; 55: 225.

5 Bisler H. Buflomedil-Infusionen bei Claudicatio der arteriellen Verschlußkrankheit. In: Trübestein G (Hrsg). Konservative Therapie arterieller Durchblutungsstörungen. S. 82. Thieme: Stuttgart, New York 1986.

6 Bollinger A. Funktionelle Angiologie. Thieme: Stuttgart 1979.

7 Caesar K. Veränderungen der peripheren Durchblutung unter gezieltem Muskeltraining. Aktuelle Probleme in der Angiologie 18. S. 29. Huber: Stuttgart, Wien 1973.

8 Diehm C, Gerlach HE. Bewegungstherapie bei peripheren arteriellen Durchblutungsstörungen. Zuckschwerdt: München, Bern, Wien, San Franzisko 1988.

9 Dormandy JA, Ernest E. Effects of Buflomedil on erythrocyte deformability. Angiology 1981; 32: 714.

10 Dufaux B, Assmann G, Hollmann W. Plasma lipoproteins and physical activity. A review. Int J Sports Med 1982; 3: 123.

11 Endrich B, Schlosser R, Beyer J, Martin E, Messmer K. Einfluß von Buflomedil auf den Gesamt-O_2-Verbrauch, die regionale Durchblutung und den Gewebs-pO_2. In: Messmer K, Fagrell B (Hrsg). Mikrozirkulation und arterielle Verschlußkrankheiten. S. 154. Karger: Basel 1981.

12 Fagrell B, Hermansson JL. Wirkung von Buflomedil auf die Mikrozirkulation der Haut bei Patienten mit schwerer Hautischämie. In: Messmer K, Fagrell B (Hrsg). Mikrozirkulation und arterielle Verschlußkrankheiten. S. 187. Karger: Basel 1981.

13 Gouin G. Etude du LL 1656 dans le traitement des excarres. Sciences Médicales 1976: 3—5.

14 Gournay J. Résultats d'une étude clinique en double aveugle du Buflomedil dans le traitement de l'artérite des membres inférieurs. Sciences Médicales 1976: 441—448.

15 Grellet J. Mise en evidence par artériographie de l'action vasodilatatrice u LL 1656 injecté par voie veneuse. Médecine Interne 1976: 436—440.

16 Gundert-Remy U, Weber E, Lam G, Chion WL, Mann W, Aynilian GH. The clinical pharmacokinetics of Buflomedil in normal subjects after intravenous and oral administration. Eur J Clin Pharmacol 1981; 20: 459.

17 Haber P. Medizinische Trainingslehre. Eigenverlag: Wien 1985.

18 Hannes W, Bisler H. Gehtraining als Basistherapie der arteriellen Verschlußkrank-

heit im Stadium II. Organisation, Durchführung und Ergebnisse am Beispiel der Großstadt Essen. Angio 1980; 12: (4) 117.

19 KEMMER FW, BERGER M. Exercise and diabetes mellitus. Int J Sports Med 1983; 4: 77.

20 KINDERMANN W. Sport als Therapie für den Hochdruckpatienten. In: HOLZGREVE H, ROST R (Hrsg). Aktuelles und Kontroverses aus der Hochdruckforschung. S. 175. MMW Medizin Verlag: München 1984.

21 KULLMERT T, KINDERMANN W. Apolipoproteins and lipoproteins in different levels of physical activity and performance capacity. Klin Wochenschr 1985; 63: 1102.

22 MANTEL L, HAENSZEL W. Statistical aspects of the analysis of data from retrospective studies of disease. J National Cancer Institute 1959; 22: 719.

23 REY E, BARRIER G, D'ATHIS PH, DE LAUTURE D, RICHARD MO, LIRZIN JP, SUREAU C, OLIVE G. Pharmakokinetik von Buflomedil nach intravenöser und nach oraler Verabreichung. In: MESSMER K, FAGRELL B (Hrsg). Mikrozirkulation und arterielle Verschlußkrankheiten. S. 175. Karger: Basel 1981.

24 ROSAS G, CERDEYRA C, LUCAS MA et al. Comparison of safety and efficacy of Buflomedil and Naftidrofuryl in the treatment of intermittent claudication. Angiology 1981: 291—297.

25 RUDOFSKY G. Möglichkeiten und Grenzen der Trainingstherapie unter Hämodilution bei Patienten im vorgerückten Lebensalter. 19. Jahrestagung der Deutschen Gesellschaft für Angiologie. Aachen 1990.

26 RUDOFSKY G. Zur Pathophysiologie der Claudicatio intermittens. In: DIEHM C, GERLACH HE (Hrsg). Bewegungstherapie bei peripheren arteriellen Durchblutungsstörungen. S. 1. 1987.

27 SCHNABEL A, KINDERMANN W. Lipoprotein cholesterol in different physical activities. Klin Wochenschr 1982; 60: 349.

28 SCHOOP W. Theoretische Grundlagen der Trainingstherapie bei Claudicatio intermittens. Vasa 1973: 3169.

29 SCHRÖDER I. Die physikalische Therapie bei arteriellen Durchblutungsstörungen. Krankengymnastik 1971; 7: 23. Jahrgang 212—217.

30 SUNDER-PLASSMANN L, ENDRICH B, HESSLAR v F, MESSMER K. Effects of Buflomedil on microcirculation and collateral resistance of experimental arterial occlusive disease. Eur Surg Res 1981; 13 (Suppl I): 42.

31 SUNDER-PLASSMANN L, ENDRICH B, HESSLER v F, MESSMER K. Resistance of Collateral Vessels in Experimental Occlusive Disease: Dilatation versus Dilution. II. International Congress on Microcirculation and Ischemic Vascular Disease, Rio de Janeiro 1981. S 427. Proceedings: BMI New York 1982.

32 TRÜBESTEIN G, TRÜBESTEIN R, BALZER K, BISLER H, KLÜKEN N, MÜLLER-WIEFEL H, UNKEL B, ZIEGLER W. Buflomedil bei arterieller Verschlußkrankheit. Ergebnisse einer kontrollierten, multizentrischen Studie und einer offenen Langzeitstudie über 12 Monate. In: TRÜBESTEIN G (Hrsg). Konservative Therapie arterieller Durchblutungsstörungen. S. 75. Thieme: Stuttgart, New York 1986.

33 WEIDINGER P. Objektivierung des Therapieerfolges bei arteriell gefäßkranken

Patienten. In: DENK H, PRAETORIUS E (Hrsg). Die ärztliche und psychologische Betreuung der Gefäßpatienten. T.M.-Verlag: Bad Oeynhausen 1984.

34 WEIDINGER P. Langzeitergebnisse eines arteriellen Gefäßtrainings bei obliterierender Arteriopathie. 4-Jahresstudie, Deutsche Gesellschaft für Angiologie. S. 343. HÄRING R (Hrsg). Demeter: Gräfelfing 1985.

35 WURZINGER LJ. Wirkungen von Buflomedil auf die spontane und auf die adrenalininduzierte Plättchenaggregation in vitro und nach intravenöser Verabreichung unter Heparin-Antikoagulation. In: MESSMER K, FAGRELL B (Hrsg). Mikrozirkulation und arterielle Verschlußkrankheiten. S. 77. Karger: Basel 1981.

Diskussion Dr. Bisler

Frage:
Ich hätte dazu zwei Fragen: Ist es eigentlich egal, ob man die Gehstrecke in Metern mißt, oder die Zeit, die gelaufen wird? Die zweite Frage: Ihre Ergebnisse zeigten mehrere Leistungsgipfel. Heißt das, das Gefäß ist morphologisch austrainiert? Bringt dann eine zusätzliche medikamentöse Behandlung noch eine Verbesserung?

Dr. Bisler:
Es ist egal, welche Art der Messung Sie durchführen. Sie müssen nur beachten, daß Sie von dem Patienten seine persönliche Höchstleistung bis zum Erreichen der Schmerzschwelle fordern. Die sollte er auf möglichst physiologische Weise erreichen, und physiologisch bewältigt er eine Gehstrecke mit seinen individuellen Schritten. Ich will das einmal auf die Spitze treiben: Stekken Sie eine Gehstrecke mit Metermarken ab. Fordern Sie Ihren Patienten, z. B. eine Dame von 80 oder einen Herrn von 65, auf, bei jedem Schritt eine solche Marke mit dem Fuß zu erreichen. Er wird irgendwann stehenbleiben und sagen, daß das Unsinn sei.

Frage:
In einer wissenschaftlichen Studie ist aber so ein Vorgehen erforderlich, da brauchen Sie standardisierte Parameter. Könnte man denn einem Patienten einen Takt von 90 Metern oder 90 Schritten pro Minute vorgeben?

Dr. Bisler:
Zum Test kann ich ein Tempo vorgeben, selbstverständlich, das ist ja auch mit Schritten einzuhalten. Ich kann natürlich auch das Laufband mit definierter Steigerung versehen.
Ich wollte noch auf Ihre zweite Frage, nach der Verteilung der verschiedenen Gipfel, eingehen. Es stimmt einfach nicht, daß nach sechs Monaten das Gehtraining ausgereizt ist. Das ist ein ganz neuer Aspekt. Früher hat man gesagt, was dann nicht kommt, das ist nicht mehr. Und zweitens, das kann ich noch nicht endgültig belegen, aber es erhärtet sich immer mehr: Eine Kombinationstherapie scheint sinnvoll zu sein.

Frage:
In der Aggertal-Klinik hieß es früher immer: Gefäßtraining ist das Non plus Ultra. Nach einer gewissen Zeit können Sie auch medikamentös keine Änderung mehr erreichen.

Dr. Scheffler:
Das ist nicht mehr die Meinung der Aggertal-Klinik. Auch wir sehen durchaus Indikationen für vasoaktive Substanzen. Die Frage ist, bei welchem Patienten ist das sinnvoll. Die pauschale Ablehnung gilt nicht mehr.

Frage:
Gehtraining bedeutet ja eigentlich eine Verhaltensänderung. Der Patient muß sich selbst häufiger bewegen. Wieviele von den 80 Patienten hatten Sie nach sechs Monaten eigentlich noch?

Dr. Bisler:
Diese 80 Patienten sind nach sechs Monaten ausgewertet worden. Es waren vorher mehr, ca. 96.

Frage:
Entscheidend für die Compliance war sicher die Gruppe. Wenn Sie Ihre Patienten einzeln trainieren lassen und sagen, laufen Sie mal ums Haus, dann trainieren sie wahrscheinlich überhaupt nicht.

Dr. Bisler:
Das ist richtig. Das Gruppentraining unterstützt sogar unser Vorgehen in bezug auf die Risikofaktoren. Das Einzeltraining bringt in den seltensten Fällen etwas. Dazu gehören sehr viel Disziplin und Ausdauer. Die Gruppe hat den Erfolg dann auf lange Sicht, auch hinsichtlich der Risikofaktoren. Wenn innerhalb der Teilnehmer eine Diskussion über den schlechten Einfluß des Rauchens, des Diabetes, der Fettsucht, der Bewegungsverarmung entsteht, dann brauchen wir gar nichts zu tun. Aber zählen wir nach sechs Monaten die Raucher, dann sind es weniger geworden.

Dr. Jung:
Zur Kombinationsbehandlung Gehtraining/vasoaktive Medikamente gibt es schon Untersuchungen, die zeigen, daß sich die Gehleistung weiter

entwickelt. Aufgrund unserer Homburger Erfahrungen mit dem Gruppentraining stimme ich Ihnen im wesentlichen völlig zu. Nur von den Rauchern hat niemand aufgehört, wohingegen z. B. Körpergewicht abgebaut wurde. Ansonsten ist es ganz klar: Der Gruppeneffekt ist entscheidend. Wir haben anfangs, als wir noch keine Gruppenorganisation hatten, versucht, den Patienten Einzeltraining anzubieten. Der Erfolg war gleich null. Wir haben über die Ehefrauen erfahren, daß der Patient, statt zu trainieren, fernsah und Nüsse aß. Erst seit die Gruppenorganisation steht, läuft das Gehtraining.

Prof. Matthias:
Noch einmal zu den Risikofaktoren. Alles kann nicht mit dem Gruppeneffekt gelöst werden. Wenn ein Patient eine Hypertonie oder eine Hyperlipidämie hat, müssen Sie ihn behandeln, das ist essentiell für die Prognose seines Lebens. Zur Gehstrecke meinten Sie, daß Sie den Patienten möglichst physiologisch gehen lassen wollten. Ein Patient, der eine AVK hat, geht sowieso nicht mehr physiologisch. Das tut nur der Gesunde. Der AVK-Patient verlagert sein Gewicht. Er hat eine besondere Bewegungsmechanik, und die verändert sich auch während einer Studie oder während eines Untersuchungsprogramms. Der Patient lernt nämlich ökonomischer zu laufen.

Prof. Diehm:
Um auf die erste Frage zurückzukommen: Wegstrecke ohne Laufband. Ich halte das für nicht mehr zeitgemäß. Unsinn ist natürlich die Messung der Gehstrecken mit 120 Schritten pro Minute. Sind Sie schon einmal mit 120 Schritten pro Minute gegangen? Völlig unmöglich! Sie können vielleicht 60 bis 70 Schritte gehen, nicht aber 120 Schritte. Das ist überhaupt nicht machbar. Und trotzdem steht es noch in den neuesten Büchern. Sie brauchen ein Laufband mit fest vorgeschriebenen Steigungen.

Frage:
Wenn Sie einen Patienten individuell laufen lassen, messen Sie dann außer der Gehstrecke auch die Zeit?

Antwort:
Ja, die Zeit messen wir. Wir messen immer die Schritte und die Zeit. Dann rechnen wir die Meter pro Zeiteinheit aus. Sie können das so machen, weil Sie die Kerndaten haben. Die Ergebnisse dürfen Sie dann auch vergleichen.

Dr. Jung:
Ich glaube nicht, daß man mit dem Laufband dem Patienten eine bestimmte Schrittlänge aufdrängt. Er kann durchaus mit seiner üblichen Schrittlänge auf dem Laufband gehen. Zusätzlich sollte die standardisierte Gehstreckenbestimmung auch zu einer Vergleichbarkeit von Studien führen. So können sehr viele angiologische Zentren unter zumindest sehr ähnlichen Bedingungen arbeiten. Ich glaube schon, daß das ein Argument für das Laufband ist. Natürlich verlangt auch das BGA eine standardisierte Laufstreckenbestimmung, wenn die Studie anerkannt werden soll.

Dr. Bisler:
Ich glaube, auch wenn man Arzneimittel testet, kann man die Standardisierung nicht außer acht lassen. In meinen Untersuchungen wollte ich aber nur die Leistung messen, die durch das Gehtraining allein erreicht worden ist. Das könnten wir natürlich theoretisch auch auf dem Laufband. Aber praktisch ist es nicht durchführbar, da ich über 200 Patienten in Gehtrainingsgruppen habe.

Prof. Diehm:
Ich sehe das anders. Wenn Sie physikalisch messen, müssen Sie wirklich messen. Sie können das nur auf dem Laufband. Wenn der Patient auf der Ebene geht, dann trickst er, belastet er anders. Ich glaube, das Ehrlichste ist wirklich das Laufband.

Dr. Scheffler:
Wir sehen das genauso. Was uns interessiert, ist physikalisch gesehen die Leistung, die der Patient in einer gewissen Zeit bringt. Die Leistung kann er bringen, indem er die Geschwindigkeit erhöht oder die Kraft verstärkt, das ist individuell unterschiedlich. Darum erlauben wir dem Patienten, die Geschwindigkeit vorzugeben, die er auf dem Laufband schafft. Wir zwingen ihm jedoch die Leistung auf, indem wir die Steigung ändern. Das heißt, ich habe bei jedem Patienten eine individuelle Steigung und eine individuelle Geschwindigkeit. Aber alle bringen eine vergleichbare Leistung. Die beträgt ca. 75 Newtonmeter, also 1 Newtonmeter pro kg Körpergewicht.

Prof. Diehm:
Vielleicht kann man das in einer Reha-Klinik gut durchführen. Aber wenn

Sie eine große Multicenter-Studie machen, ist es einfacher, wenn zum Beispiel 3,5 km/h und 10 % Steigung fest vorgegeben werden. Wenn wir das als Standard so durchbringen könnten in den entsprechenden Gremien, wäre das eine tolle Sache. Stellen Sie sich bitte vor, wenn eine Schwester das alles nach kg/Körpergewicht umrechnen müßte. Das ist höhere Mathematik. Was spricht denn dagegen, daß ich einheitliche Laufbandgeschwindigkeit und Steigung habe und damit alle gleich belaste?

Prof. Gruß:
Wir geben auch alles vor. Ich sehe die Schwierigkeiten. Wir haben auch ein solches Stehend- oder Gehendheer in unseren Gruppen. Die Gehstreckenmessung müssen Sie aber nicht selbst durchführen. Das kann auch eine MTA. Natürlich ist es zeitaufwendig, alle sechs Wochen zu testen. Das dauert schon einen ganzen Tag.

Perkutane transluminale Angioplastie

K. Rauber

Klinikum der Justus-Liebig-Universität
Röntgenabteilung Innere Medizin
Gießen

Einleitung

Seit der Veröffentlichung von DOTTER und JUDKINS [9] über die Verwendung modifizierter Angiographiekatheter zur Wiedereröffnung arteriosklerotischer Gefäßverschlüsse in Circulation vor etwas mehr als 25 Jahren hat sich die seinerzeit mit erheblicher Skepsis aufgenommene Möglichkeit der nichtchirurgischen Gefäßerweiterung als eines der Standardverfahren in der Behandlung der peripheren arteriellen Verschlußkrankheit (pAVK) etabliert.

Da dem DOTTERschen Verfahren drei ganz wesentliche Nachteile innewohnten, bedurfte es für diese Entwicklung allerdings der zusätzlichen Einführung der Ballonkatheter durch GRÜNTZIG und HOPFF [13].

DOTTER verwendete sich verjüngende Angiographiekatheter, die er über einen Führungsdraht durch die verschlossenen Gefäßsegmente vorschob. Deshalb traten hier erhebliche Längskräfte auf, die ein deutliches Perforationsrisiko bargen. Das wiedererzielbare Gefäßlumen entsprach maximal der Dicke des tolerablen Punktionsloches, so daß praktisch nur dünnere Gefäße (Oberschenkel) angegangen werden konnten. Zudem mußten die Gefäße auf geradem Wege erreichbar sein. Eingeweidegefäße (Nierenarterien, supraaortale Äste, Koronarien) waren damit nicht behandelbar.

Mittels der Ballonkatheter konnte man dagegen bei relativ kleinem Punktionsloch (ursprünglich zwischen 8 und 10 F)* auch große Gefäße aufdehnen. Es traten vorwiegend radiäre Kräfte bei der Dilatation auf. Die perku-

* 1 F entspricht 1 Charriere, also $\frac{1}{3}$ mm

tane transluminale Angioplastie (PTA) wurde auch bei Nieren- und Koronargefäßen möglich, die nicht auf geradem Wege erreichbar waren. Damit war die PTA zu einem weithin anwendbaren und praktikablen Verfahren der Behandlung von Gefäßstenosen oder -verschlüssen geworden.
Durch die zunehmende Verbreitung der PTA wurde dann, nicht zuletzt auch durch die zunehmende Kenntnis der Grenzen und der möglichen Komplikationen der alleinigen Ballondilatation, der Weg für eine Fülle weiterer interventionell-radiologischer Rekanalisationstechniken zur nichtchirurgischen Behandlung von vorwiegend degenerativen Gefäßprozessen gebahnt. Im wesentlichen sind dies heute neben der PTA die lokale Thrombolyse, perkutane Aspirationsthrombolektomie (PAT) [22], Stent-Implantationen und andere mechanische oder thermische Geräte wie Rotationskatheter [24], Atherektomieverfahren [15, 29], Laserangioplastie [5, 7]. Jedes dieser Verfahren kann zwar prinzipiell für sich allein verwendet werden, meist wird es aber in Kombination mit einer konventionellen PTA eingesetzt. Eine endgültige Bewertung dieser neuen Verfahren kann z. Z. noch nicht vorgenommen werden.

Mechanismen der PTA

Ursprünglich wurde angenommen, daß bei der PTA die arteriosklerotischen Plaques, ähnlich wie bei Fußspuren in tiefem, weichem Schnee, komprimiert und allein dadurch das Gefäßlumen erweitert würde. Diese Theorie hielt aber experimentellen Nachprüfungen nicht stand. Heute wird allgemein ein mehrstufiger Wirkmechanismus angenommen [3, 4]. Es kommt durch die Expansion des Ballons zu einer Plaquezerreißung und -spaltung und zu einer kontrollierten Wanddissektion bis in die Media und Adventitia hinein. Gleichzeitig wird die Media gestreckt. In geringem Ausmaß kommt es wohl auch zu einer Plaquekompression, die aber stets mit einer Verlängerung der Läsion einhergehen muß, da arteriosklerotisches Material ja als liquide oder semiliquide Struktur nicht kompressibel ist.
Neuerdings wird vor allem die kontrollierte Dissektion bis in die tiefen Wandschichten als wesentlicher Faktor für den bleibenden PTA-Erfolg angesehen [19].

Indikationen und Ergebnisse der PTA bei Patienten mit AVK der Becken-Bein-Gefäße

Zwar wird die PTA auch zur Behandlung der renovaskulären Hypertonie bei Nierenarterienstenosen, bei Stenosen der supraaortalen Äste und bei Dialysefisteln sowie im venösen Bereich und als perkutane transluminale Koronarangioplastie (PTCA) bei den Koronargefäßen eingesetzt, ihr Hauptaufgabengebiet ist wegen der Häufigkeit der Erkrankung aber die arterielle Verschlußkrankheit im Bereich der Becken- und Beingefäße geblieben.
Die Beurteilung des Schweregrades arterieller Verschlüsse richtet sich einmal nach klinischen, zum anderen nach angiographischen Kriterien. Für die Klinik ist die Fontaine-Klassifikation gebräuchlich. Sie stellt sowohl für die Indikationsstellung zu gefäßkonstruktiven Eingriffen, als auch zur Beurteilung der Behandlungsergebnisse den wesentlichen Parameter dar. Daneben hat sich aber in der amerikanischen Literatur auch der Begriff der sogenannten life-style-limiting-claudication durchgesetzt. Hierbei richtet sich die Indikation nicht nur nach dem Fontaine-Stadium, sondern berücksichtigt mehr die spezifischen Bedürfnisse des Patienten. Dies ist sicher, ebenso wie die allgemein großzügigere Indikation zur PTA, eine Folge der bei der PTA im Vergleich zur Chirurgie erheblich geringeren Risiken und Kosten [10, 16]. Wegen der mit einem chirurgischen Eingriff verbundenen Risiken und erheblichen Kosten wird für gewöhnlich erst ab einem Stadium IIb (Gehstrecke unter 200 m) eine Operationsindikation gesehen. Da die PTA [1, 16] aber in der Regel mit einem deutlich kleineren Risiko (Tab. 3) und geringeren Folgekosten verbunden ist als die operativen Verfahren, werden hier teilweise auch Patienten im Stadium IIa bereits behandelt.

PTA der abdominellen Aorta und der Beckengefäße

Die selteneren Stenosen der abdominellen, nichtaneurysmatischen Bauchaorta sind chirurgisch nur mit großen Eingriffen behandelbar. Solange es sich um arteriosklerotische Veränderungen handelt, lassen sich solche Läsionen aber auch durchaus sicher angioplastieren, wie Yakes et al. [30] an immerhin 32 Patienten zeigen konnten. In der Übersichtsarbeit von Becker et al. [1] werden 52 Fälle mit einer über 90%igen primären Erfolgsrate beim Fehlen wesentlicher Komplikationen aufgeführt (Tab. 1).

Tab. 1: Initiale Erfolgsraten der PTA der Becken-Bein-Gefäße. Im Iliakalgefäßbereich hängt die Erfolgsquote stark vom Anteil der längerstreckigen Verschlüsse ab, da diese deutlich schlechtere Erfolgsquoten zeigen als kurze Stenosen. Im femoro-poplitealen Bereich spiegeln sich die größere Erfahrung der interventionelle Eingriffe durchführenden Radiologen und die Verbesserung des Materials in einer in neuerer Zeit deutlich höheren Erfolgsquote wider.

Gefäßregion	Streubreite (%)	Mittelwert (%)
Aorta (Bifurkation) (n = 52 Fälle)		92 %
Iliakalgefäße (n = 2 967 Fälle)	50—96 %	92 %
Femoro-popliteale PTA (n = 4 304 Fälle)	70—93 %	81 %
Femoro-popliteale PTA 1984—89 (n = 1 362)	83—100 %	89 %

Nach Becker et al., 1989

Stenosen der Beckenarterien und kurzstreckige Beckenarterienverschlüsse stellen dagegen eine häufige PTA-Indikation dar. Die primäre Erfolgsrate der PTA bei kurzstreckigen Beckengefäßstenosen und -verschlüssen liegt bei über 94 % [1, 16]. Nach fünf Jahren sind noch mindestens 70 % aller dilatierten Gefäße offen, womit die Ergebnisse der PTA bei deutlich niedrigeren Komplikationsraten (Tab. 3) etwa denen der chirurgischen Verfahren entsprechen. Vor allem im Vergleich mit dem aorto-bifemoralen Bypass und seinem hohen Impotenzrisiko und seiner im Prozentbereich liegenden Mortalität schneidet die PTA, sowohl im Beckenbereich als auch bei distalen Aortenveränderungen, günstig ab [1].

Ein Problem stellen sogenannte elastische Stenosen sowie exzentrische Stenosen dar, die sich relativ schlecht dilatieren lassen. Hier kann im Anschluß an die PTA entweder eine Atherektomie oder (wie bei uns üblich) eine Stent-Implantation erforderlich werden. Dabei ziehen wir z. Z. noch die Verwendung von Palmaz-Stents, wegen ihrer dokumentierten guten Ergebnisse und der geringen berichteten Komplikationsquote, vor [18].

Palmaz-Stents sind z. Z. nur für den Einsatz im Beckenarterienbereich verfügbar. Sie lassen sich über 10 F Zugangssysteme einfach einsetzen. Einmal implantiert, halten sie das Gefäß offen und glätten den PTA-Bereich. Da sie

Tab. 2: Langfristige Erfolgsraten der PTA

Gefäßregion	2-Jahres-Offenrate		4—5-Jahres-Offenrate	
Iliakalarterien (n = 2 697 Fälle)	65—93 %	Mittel 81 %[1]	50—87 %	Mittel 72 %
Femoro-popliteale PTA (n = 4 304 Fälle)	43—79 %	67 %	54—73 %	67 %
Hämodialyse-Shunts		35 %[2]		
Nieren-PTA	70—93 %	74,3 %[3]		

[1] Wenn nur Stenosen behandelt werden, liegt die Erfolgsrate bei über 90 %

[2] Offenrate nach 6 Monaten 55 %, nach 12 Monaten 47 %

[3] Beobachtungszeitraum zwischen 6 Monaten und 5 Jahren
Mittel: 25,4 Monate

Nach Becker et al., 1989

Tab. 3: Komplikationen der PTA

Komplikationsraten bei 4 662 PTA	
Schwere Komplikationen:	
Todesfälle	11 (0,23 %)
Extremitäten- oder Organverlust (Niere)	10 (0,21 %)
Thrombose/Embolie[1]	223 (4,80 %)
Arterienruptur	12 (0,26 %)
Leichte Komplikationen:	
Hämatome, Aneurysma spurium[2], Entzündung der Punktionsstelle	171 (3,70 %)
Kontrastmittelbedingtes transientes Nierenversagen[3]	41 (0,88 %)
Chirurgisches Eingreifen erforderlich	171 (3,70 %)

[1] Thrombosen oder Embolien nach PTA müssen meist nicht chirurgisch angegangen werden. Sie sind, vor allem bei femoro-poplitealen PTAs, meist durch PAT oder lokale Thrombolyse angehbar.

[2] Durch die Verwendung immer dünnerer Kathetersysteme ist die Rate der Lokalkomplikationen sinkend.

[3] Dank der Einführung der digitalen Substraktionsangiographie (DSA) und der nichtionischen Kontrastmittel ist die Rate KM-bedingter Nierenversagen heute sicher niedriger. (Eigene Beobachtung: rd. 1/450 Fälle).

Nach Becker et al., 1989

(wie alle Stents) dann von Endothel überwachsen werden, ist eine Markumarisierung der Patienten nicht erforderlich. Wir haben solche Stents bei bisher fünf Patienten erfolgreich implantiert, alle Stents sind frei durchgängig. Die Arbeitsgruppe um Palmaz und Richter [18] berichtet über mittlerweile 154 Patienten mit 171 Stents bei Beckenarterienstenosen. Alle Stents blieben offen. 18 Patienten zeigten Komplikationen, wobei zweimal Frühthrombosen der Stents vorlagen, die durch lokale Lyse behandelt werden konnten. Die übrigen Patienten zeigten Probleme an der Punktionsstelle, die auf das große Einführbesteck zurückgeführt werden können. Wir selbst konnten bislang keine Komplikationen beobachten. Auch nicht bei den drei Patienten mit implantierten Strecker-Stents in den Iliakalarterien, die bislang gleichfalls offen blieben.

Im Gegensatz zu den kurzstreckigen Veränderungen sind die langstreckigen Beckengefäßverschlüsse meist noch eine Domäne der Chirurgie. Dies liegt an dem bekannten hohen Embolierisiko und der niedrigen primären Erfolgsquote der PTA bei solchen Veränderungen [6].

Durch technische Verbesserungen des Materials der Führungsdrähte, insbesondere durch die Einführung des Radiofocus Drahtes der Fa. Terumo, sowie durch technische Verbesserungen der Röntgenanlagen („road-map") konnte die Erfolgsquote erheblich gesteigert werden, da jetzt auch pulslose Gefäße besser punktiert werden können und die Drahtpassage besser kontrolliert wird. Dadurch wurden Techniken, wie das pull-through-Verfahren möglich, die auch retrograde Passagen nach vorheriger Punktion der Gegenseite erlauben. Das Risiko peripherer Embolisationen und das Gefäßbild nach der PTA blieben von diesen Verbesserungen aber unbeeinflußt.

So mußten wir bei jetzt sechs Patienten mit alleiniger PTA in vier Fällen (2 × chirurgisch, 2 × mittels PAT) embolisiertes Material entfernen, wobei beim letzten derartigen Fall der Verschluß sicher zwei Jahre alt war. Bei dem Embolisat handelte es sich immer um unterschiedlich gut organisierte Thromben, nie um atheromatöses Material, wenngleich Grosser et al. [12] solches auch nach der PTA von Stenosen nachweisen konnten.

In vier Fällen mußten zur endgültigen Sicherung des Therapieerfolges bei den ausschließlich ballondilatierten Patienten Stents (2 × Palmaz-, 2 × Strekker-Stents) eingesetzt werden.

Bei den weiten Beckengefäßen kommt es offensichtlich erst relativ spät zu einer kompletten Organisation des verschließenden thrombotischen Materiales. Daher schien uns der kombinierte Einsatz von initialer lokaler Throm-

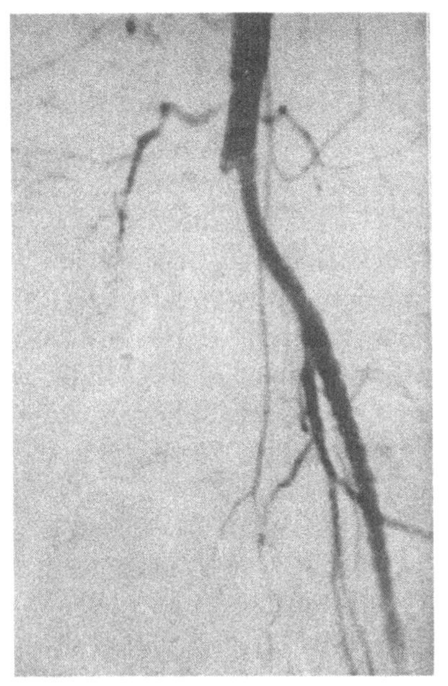

Abb. 1a

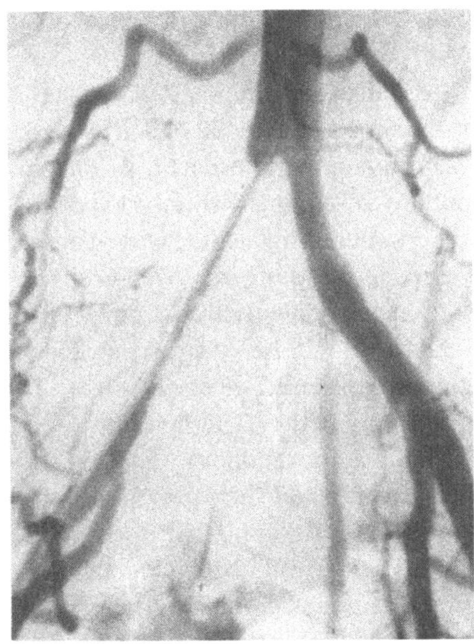

Abb. 1b

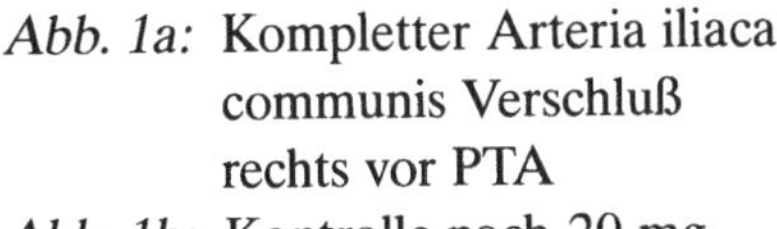

Abb. 1a: Kompletter Arteria iliaca communis Verschluß rechts vor PTA

Abb. 1b: Kontrolle nach 20 mg rTPA-Infusion intrathrombal

Abb. 1c: Kontroll-DSA nach PTA der langstreckigen, nach der lokalen Lyse verbliebenen Stenose mit vollständiger Wiederherstellung des Gefäßlumens

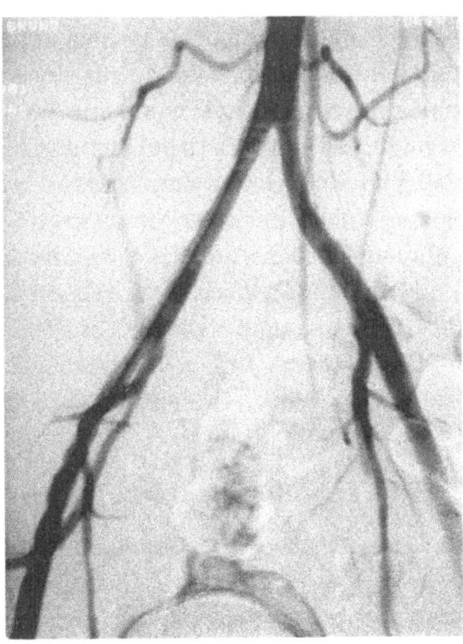

Abb. 1c

bolyse (zunächst mit Urokinase, später mit rTPA) erfolgversprechender (Abb. 1a—c).
Durch diesen kombinierten Einsatz von PTA und lokaler Thrombolyse wurde in bislang 21/22 Fällen eine komplikationslose Wiedereröffnung der Beckenstrombahn erreicht, so daß sich auch hier therapeutische Ansatzpunkte für ein interventionell-radiologisches Vorgehen ergeben.
Eine weitere Möglichkeit wäre die von VORWERK und GÜNTHER [26] bevorzugte Verwendung von Wall-Stents zur primären Therapie langstreckiger Beckenarterienverschlüsse. Sie geben hier eine Offenrate von 93,2 % nach sechs Monaten bei weitgehend fehlenden Komplikationen an. Allerdings markumarisierten sie einen Teil der Patienten für ein halbes Jahr, was nach der kombinierten Therapie mit lokaler intraarterieller Thrombolyse und PTA nicht notwendig ist. Eine Arbeitsgruppe um REES und PALMAZ (1989) berichtet über den erfolgreichen Einsatz von Palmaz-Stents bei elf von zwölf Patienten mit kompletten Beckengefäßverschlüssen. Durch die bei beiden Stenttypen erforderliche Dilatation kann es prinzipiell (s.o.) zu peripheren Embolisationen kommen. Außerdem muß man sich fragen, ob es sinnvoll ist, potentiell lysable Thromben durch Stent-Implantationen anzugeben.
Die initiale Erfolgsrate (Tab. 1) und die sehr guten langfristigen Ergebnisse (Tab. 2) machen die PTA bei den umschriebenen konzentrischen Stenosen und kurzen Verschlüssen bereits heute zur Methode der Wahl, da die Komplikationen und deutlich höheren Kosten der Operation umgangen werden können. Bei exzentrischen Stenosen sind die Ergebnisse etwas schlechter, so daß hier durch Stent-Implantation oder (seltener gebräuchlich) primäre Atherektomie mit dem Simpson-Atherektomiekatheter zusätzliche Maßnahmen zur Sicherung des therapeutischen Erfolges nötig werden können.
Bei den langstreckigen Verschlüssen, die bislang weniger als Indikation für die PTA angesehen werden, eröffnen sich mit den oben beschriebenen Methoden neue, sich aber der endgültigen Bewertung noch entziehende, vielversprechende Alternativen zur Operation.

PTA im femoro-poplitealen Bereich

Bei den femoro-poplitealen Verschlüssen und Stenosen stellt sich die Situation für die PTA etwas anders als bei den Beckenarterienprozessen dar. Während bei den kurzen Stenosen und Verschlüssen die primäre Erfolgsquote bei 80—90 % liegt, sinkt die Offenrate nach zwei Jahren (Tab. 2) auf

Tab. 4: Ergebnisse der infrainguinalen Bypassoperation.
Die Tabelle zeigt, daß bei das Gelenk nicht überschreitenden Bypasses die operativen Verfahren um etwa 15—20 % bessere Langzeitergebnisse bieten als die PTA (Tab. 2), wenn man auch die Fälle berücksichtigt, die reoperiert wurden. Bei cruralen Bypasses sind die Ergebnisse der chirurgischen Verfahren deutlich schlechter, entsprechen gerade den PTA-Ergebnissen.

Infrainguinale Bypass-OP

Femoro-popliteal (n = 318)	Patenz mit/ohne ReOP	Überlebensrate
periperativ	98 %	
1 Jahr	80/70 %	85 %
2 Jahre	78/63 %	70 %
3 Jahre	75/60 %	65 %
5 Jahre	67/52 %	50 %
crurale Gefäße (n = 204)		
1 Jahr	63 %	66 %
2 Jahre	55 %	65 %
3 Jahre	52 %	60 %
5 Jahre	47 %	34 (5,5 Jahre)

nach Becker et al., 1989

etwa zwei Drittel der Patienten ab [1, 16], wobei hier mehrere Einflußgrößen eine Rolle spielen. Bei Diabetikern und Patienten mit schlechtem run-off sowie multiplen Stenosen sind die Ergebnisse signifikant schlechter als bei Patienten ohne diese Risikofaktoren und mit umschriebenen segmentalen Veränderungen [16]. Wir sind deshalb dazu übergegangen, infrapopliteale und crurale Gefäßstenosen jeweils mitzubehandeln, um die Langzeitergebnisse und die unmittelbare Effektivität der PTA der femoro-poplitealen Etage zu verbessern. Durch den Einsatz spezieller Kathetersysteme (z. B. TEG-wire, Fa. BSIC) ist heute durchaus auch eine PTA im Bereich der distalen Unterschenkelgefäße und des proximalen Vorfußes möglich [21].
Die primäre Erfolgsrate hängt daneben noch von der Verschlußlänge sowie dem AVK-Stadium ab (Abb. 2a—d). Je länger der Verschluß und je höher das AVK-Stadium nach Fontaine, um so größer ist die Versagerquote (Sta-

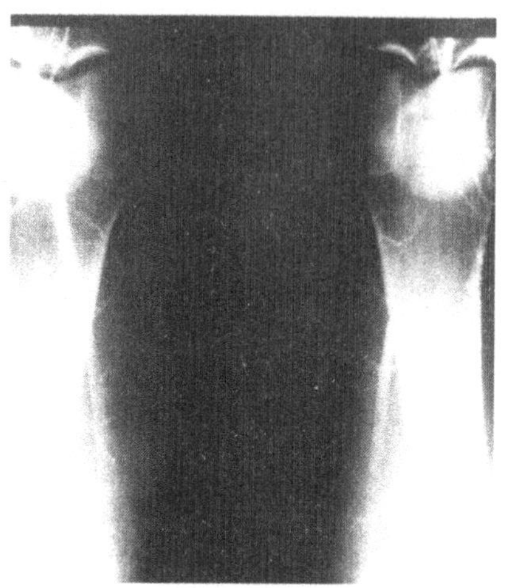

Abb. 2a

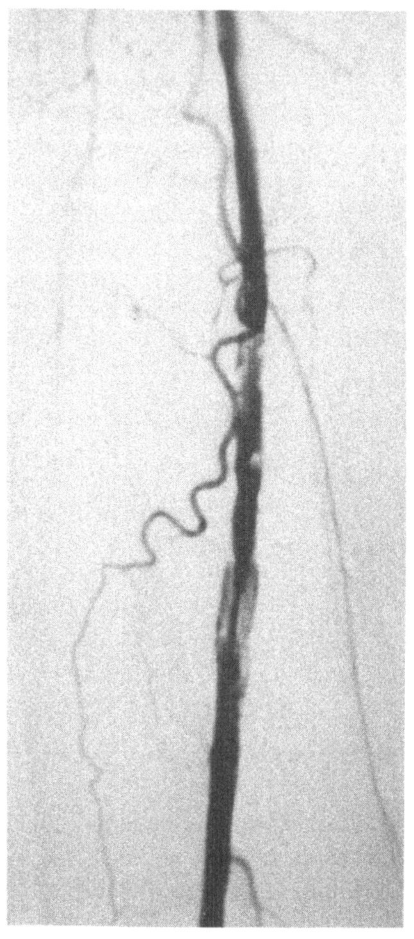

Abb. 2b

Abb. 2a: Oberschenkelverschluß links vor PTA

Abb. 2b: Wandständige Thromben im PTA-Bereich

Abb. 2c: Bis in den Truncus tibiofibularis verschleppter Embolus nach der PTA, vor PAT

Abb. 2d: Kontrolle nach PAT des Embolus mit wieder freiem Truncus tibiofibularis (Histologie: teilweise organisierter älterer Thrombus)

dium II: 11 %, Stadium III/IV: 26 % [16]). Die früher angegebenen niedrigen primären Erfolgsraten bei langstreckigen Verschlüssen gelten heute nicht mehr, da durch Verbesserungen des Materials auf der einen und zunehmende Erfahrung der behandelnden Radiologen auf der anderen Seite [17] mittlerweile bei langstreckigen Veränderungen die primären Erfolgsraten bei uns über 90 % liegen, zumal heute auch Abgangsverschlüsse mit den jetzt zur Verfügung stehenden 5 F Ballonsystemen über einen transpoplitealen Zugang

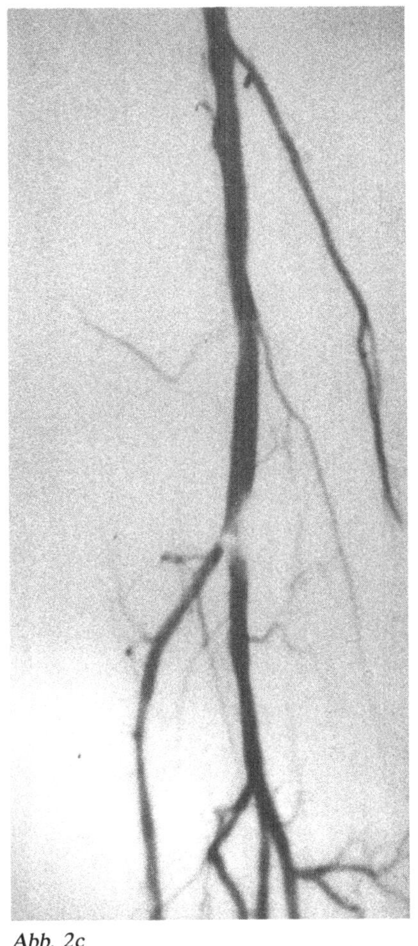

Abb. 2c

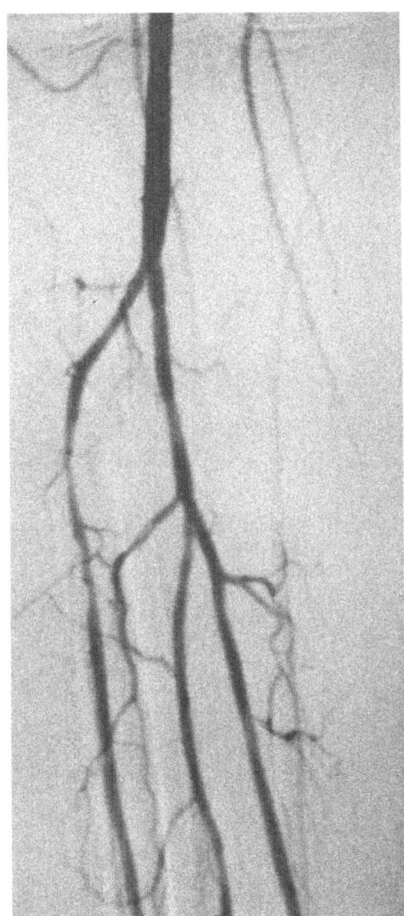

Abb. 2d

dilatiert werden können. Wegen des höheren lokalen Punktionsrisikos sollte für transpopliteale Zugänge die Indikation aber sehr eng gestellt werden. Vergleicht man die Ergebnisse der PTA der femoro-poplitealen Etage mit denen der Bypasschirurgie, so sind die Langzeitergebnisse der Bypasschirurgie um etwa 10—15 % besser als die mit der PTA (Tab. 4), sofern keine gelenküberschreitenden cruralen Bypasses angelegt werden müssen. Eine Ausnahme stellt hier die langstreckige Thrombendarteriektomie dar, deren

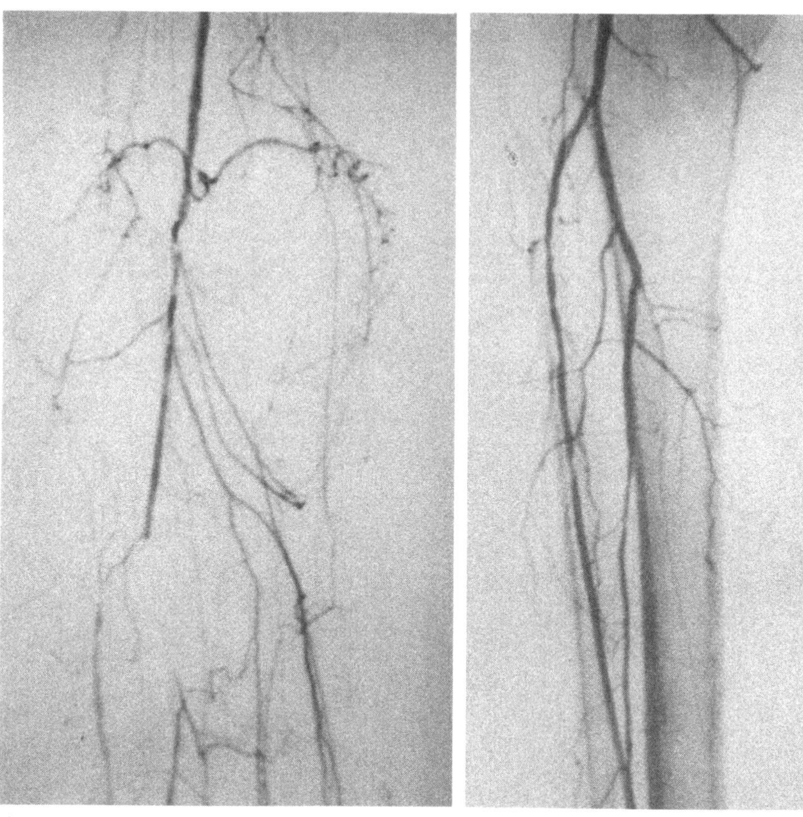

Abb. 3a *Abb. 3b*

Abb. 3a: Kompletter Verschluß der distalen Poplitea sowie der proximalen Teile aller Unterschenkelgefäße (ia-DSA vor PTA)

Abb. 3b: Kontrolle nach PTA mit Wiederherstellung der Poplitea sowie der Tibialis anterior und des Truncus tibiofibularis. Arteria tibialis posterior nicht rekanalisierbar.

Ergebnisse schlechter sind als die der PTA [16]. Im Gegensatz hierzu bieten die neuerdings favorisierten in-situ-Bypasses der Vena saphena deutlich bessere Ergebnisse. Dafür stellen die operativen Verfahren aber aufwendigere Eingriffe mit einer höheren Komplikationsquote und höheren Kosten dar [10], so daß auch bei niedrigeren Langzeiterfolgen eine primäre PTA lang-

streckiger Oberschenkelverschlüsse gerechtfertigt scheint. Daneben muß man berücksichtigen, daß rund die Hälfte der AVK-Patienten gleichzeitig noch eine koronare Herzerkrankung hat [8], die ganz wesentlich für die schlechte 5-Jahres-Überlebensrate der Patienten ist, die einen peripheren Bypass benötigen (Tab. 4). Die für einen peripheren Bypass verwendete Vena saphena (sei es als entnommene Vene oder als in-situ-Bypass) steht aber als Bypassvene für einen aorto-koronaren Bypass nicht mehr zur Verfügung. Patienten mit Kunststoff-Bypasses müssen darüber hinaus markumarisiert werden, was gleichfalls ein Nachteil gegenüber der PTA ist, bei der dies normalerweise nicht erforderlich wird.
Im Gegensatz zur Bypassoperation ist die PTA prinzipiell häufiger wiederholbar, da normalerweise weder Narben an den Zugangsstellen entstehen, noch Fremdmaterial eingesetzt wird, das sich, wie die Kunststoff-Bypasses, schlecht punktieren läßt.

Infrapopliteale und crurale PTA

Ein therapeutisches Problem stellen bis heute die infrapoplitealen und vor allem die cruralen Verschlüsse und Stenosen dar. Da es sich meist um Patienten mit Diabetes handelt, oder um solche mit einer insgesamt sehr schlechten Ausflußbahn, sind die Langzeiterfolge hier nach unseren Erfahrungen schlecht. Nach einem halben Jahr sind höchstens 50 % der dilatierten Gefäße noch offen (Abb. 3a, b).

Dies mag daran liegen, daß wir in dieser Patientengruppe bislang fast ausschließlich Diabetiker oder Dialysepatienten behandelt haben, da andere Autoren [1, 2, 23] zu wesentlich besseren Ergebnissen (Tab. 5) kommen. Zwar ließe sich ein Teil der Patienten mit einem konventionellen cruralen Bypass oder einem in-situ-Bypass (der gleichfalls hervorragende Langzeiterfolge zeigt) versorgen, sofern die pedalen Gefäße und deren run-off intakt sind, dem Gros dieser Patienten ist aber oft außer der Amputation keine chirurgische Alternative zu bieten. Daher lohnt sich m. E. für den Patienten der Versuch einer PTA stets, solange eine begründete Aussicht auf Erfolg besteht [21].

Tab. 5: Ergebnisse der infrapoplitealen und cruralen PTA

Infrapopliteale PTA	
▪ Extremitäten / Gefäße	126/161
▪ initialer Erfolg	94/119
▪ klinischer Erfolg	
Amputation vermieden	86/109
Stumpfheilung	13
▪ AAI* vor PTA	0.27
AAI* nach PTA	0.61
▪ Langzeiterfolge	
▪ AAI* nach 2 Jahren (n = 37)	0.59
▪ Schmerzfreiheit	32/37

* Ankle-Arm Index

nach Berger et al., 1989

Komplikationen der PTA

Nach Mahler [16] und Becker und Mitarbeitern [1], die entsprechend große Literaturübersichten publizierten, liegt die primäre Komplikationsrate der PTA um 5 %. Höchstens ein Drittel dieser Komplikationen erfordert eine chirurgische Therapie (Tab. 3). Hauptkomplikation stellen punktionsbedingte Hämatome dar, die selten transfusionsbedürftig sind, noch seltener operiert werden. Seltene lokale Komplikationen sind arteriovenöse Fisteln und Aneurysmata, deren Häufigkeit um ein Promille schwankt. Dabei muß man aber bedenken, daß die erhobenen Zahlen zum Teil noch aus Zeiten stammen, in denen ausschließlich Einführbestecke zwischen 8 und 10 F verwendet werden konnten. Die Wahrscheinlichkeit von Punktionsstellenkomplikationen steigt aber mit der Dicke der verwendeten Katheter. Mit den bei uns praktisch nur noch verwendeten 5 oder 6 F Einführbestecken und 5 F Ballonkathetern sollte sich die Häufigkeit dieser sowieso seltenen Komplikationen nochmals senken lassen.

Wirtschaftliche Faktoren

Neben der niedrigen Komplikationsquote spricht als weiteres Faktum für die PTA, daß sie erheblich niedrigere Kosten verursacht als gefäßchirurgische Eingriffe. So belaufen sich die durchschnittlichen Kosten für eine PTA auf etwa ein Viertel bis ein Drittel der sonst erforderlichen für eine Operation [10, 16], wobei hier lediglich die reinen Krankenhauskosten berücksichtigt sind. Die gesamten volkswirtschaftlichen Kosten dürften für die PTA noch erheblich günstiger sein, da die Patienten bei erfolgreicher PTA wesentlich schneller wieder arbeitsfähig sind. Doubilet und Abrams [10] errechneten zum damaligen Zeitpunkt (1984) , daß in den USA, unter der Voraussetzung, daß 40 % der sonst operierten Patienten dilatiert würden, eine Ersparnis von etwa 80 Millionen Dollar jährlich eintreten würde. Darüber hinaus würde dies zu einer Reduktion der therapiebedingten Todesfälle um 350 Patienten und dem Erhalt von 5 000 sonst amputierten Beinen führen. Selbst dann, wenn man einrechnet, daß ein Teil der Patienten nach PTA wegen eines Rezidives schließlich doch operiert werden muß, ergeben sich noch Kostenvorteile.

Zudem ist nach der PTA keine Markumarisierung mit der entsprechenden Überwachung (und den ebenfalls kostenträchtigen Markumarkomplikationen) erforderlich. Eine kurzfristige posttherapeutische Heparinisierung und alleinige Acetylsalicylsäuregabe (ASS) für ein halbes Jahr reichen nach allgemeiner Meinung [16, 20] aus. Strittig ist lediglich die Höhe der ASS-Dosis, wobei hier die Meinungen zwischen 300 mg und 1 500 mg/die schwanken. Aus Gründen der Verträglichkeit und der Compliance haben sich heute Einmalgaben von 300—500 mg durchgesetzt. Grundsätzlich müßten aber, unter Berücksichtigung des Wirkmechanismus der Thrombozytenaggregationshemmung, auch noch niedrigere Dosen (<100 mg) hinreichend sein [27, 28].

Zusammenfassung

Mit der PTA steht heute ein insgesamt sehr leistungsfähiges Instrument zur wenig invasiven, nichtchirurgischen Behandlung der AVK zur Verfügung. Im Beckenbereich entsprechen ihre Ergebnisse denen chirurgischer Verfahren. Im femoro-poplitealen und cruralen Bereich sind die Ergebnisse etwas schlechter. Da das Verfahren aber erheblich kostengünstiger und allgemein weniger komplikationsträchtig ist als chirurgische Rekonstruktionen, stellt die PTA heute ein zentrales Verfahren in der Behandlung der AVK dar.

Literatur

1 Becker GJ, Katzen BT, Dake MD. Noncoronary angioplasty. Radiology 1989; 170: 921—940.

2 Brown KF, Schoenberg NY, Moore EA, Saddekkni S. Percutaneous transluminal angioplasty of infrapopliteal vessels: Preliminary results and technical considerations. Radiology 1988; 169: 75—78.

3 Castaneda-Zuniga WR, Amplatz K, Laerum F et al. Mechanics of angioplasty: An experimental approach. Radiographics 1981; 1: 1—14.

4 Castaneda-Zuniga WS, Formanel AG, Tadavarthy SN et al. Mechanics of balloon-angioplasty. Radiology 1980; 135: 565—572.

5 Choy DSJ. Laser applications in cardiovascular disease. Semin Intervent Radiol 1986; 3: 1—10.

6 Colapinto RF, Stronell RD, Johnston WK. Transluminal angioplasty of complete iliac obstruction. AJR 1986; 146: 859—862.

7 Cragg AH, Gardiner GA, Smith TP. Vascular applications of laser. Radiology 1989; 172: 925—936.

8 Diehm C, Müller-Bühl U. Risikofaktoren und Koinzidenz arteriosklerotischer Gefäßerkrankungen. In: Mörl H, Diehm C, Heusel G (Hrsg). 45 Jahre Herzinfarkt- und Fettstoffwechselforschung. S. 77—85. Springer: Berlin, Heidelberg 1988.

9 Dotter CT, Judkins MP. Transluminal treatment of arteriosclerotic obstructions. Description of a new technique and a preliminary report of its application. Circulation 1964; 30: 654—670.

10 Doubilet P, Abrams HL. The cost of underutilization: Percutaneous transluminal angioplasty for peripheral vascular disease. N Engl J Med 1984; 310: 95—102.

11 Gardiner GA, Meyerowitz MF, Stokes KR et al. Complications of transluminal angioplasty. Radiology 1986; 159: 201—208.

12 GROSSER G, BÜTTNER CH, OSTHEIM-DZEROWYCZ W, SCHÄFER HE. Embolisation von Wandbestandteilen nach PTA von Beckenarterienstenosen. Fortschr Röntgenstr 1989; 151: 47—49.
13 GRÜNTZIG A, HOPPFF H. Perkutane Rekanalisation chronischer arterieller Verschlüsse mit einem neuen Dilatationskatheter. Modifikation der Dotter-Technik. Dtsch Med Wochenschr 1974; 91: 2502—2510.
14 HAWKINS IF, AKINS ES. Miniaturization of catheter systems for angiography. Radiology 1989; 172: 1015—1021.
15 KÜFFER G, SPRENGEL FA, HANSEN R et al. Simpson-Atherektomie peripherer Arterien-Frühergebnisse und Nachkontrollen. Fortschr Röntgenstr 1990; 153: 61—67.
16 MAHLER F. Katheterinterventionen in der Angiologie. Thieme: Stuttgart, New York 1990.
17 MORGENSTERN BR, GETRAJDMAN G, LAFFEY KJ et al. Total occlusions of the femoropopliteal artery: High technical success rate of conventional balloon angioplasty. Radiology 1989; 172: 937—940.
18 PALMAZ JC, GARCIA OJ, SCHATZ RA et al. Placement of balloon-expandable intraluminal stents in iliac arteries: First 171 procedures. Radiology 1990; 174: 969—975.
19 ROEREN T, LEVEEN RF, VILLANUEVA T, REISMAN J. Restenosis and successfull angioplasty: Histologic-radiologic correlation. Radiology 1989; 172: 971—978.
20 ROTH FJ, HEIMIG T, BERLINER B et al. Perkutane Rekanalisation peripherer Gefäße. In: GÜNTHER RW, THELEN M (Hrsg). Interventionelle Radiologie. S. 20—44. Thieme: Stuttgart, New York 1988.
21 SCHWARTEN DE, CUTCLIFF WB. Arterial occlusive disease below the knee: Treatment with percutaneous transluminal angioplasty performed with low-profile catheters and steerable guide wires. Radiology 1988; 169: 71—74.
22 STARCK EE, MCDERMOTT J, CRUMMY AB et al. Angioplasty of the popliteal and tibial arteries. Semin Intervent Radiol 1984; 1: 269—277.
23 VALLBRACHT C, SCHWEITZER M, KRESS J et al. Rotationsangioplastik — Erste klinische Ergebnisse bei peripheren Gefäßverschlüssen. Z Kardiol 1988; 77: 352—357.
25 WALLER BF, ORR CM, PINKERTON CA et al. Morphologic observations rate after coronary balloon angioplasty: Mechanisms of acute injury and relationship to restenosis. Radiology 1990; 174: 961—967.
26 VORWERK D, GÜNTHER RW. Mechanical revascularization of occluded iliac arteries with use of self-expandable prostheses. Radiology 1990; 175: 411—415.
27 WEBER E. Thrombocytenaggregationshemmer bei koronarer Herzkrankheit. In: MÖRL H, DIEHM C, HEUSEL G (Hrsg). 45 Jahre Herzinfarkt- und Fettstoffwechselforschung. S. 137—150. Springer: Berlin, Heidelberg 1988.
28 WEKSLER BB, PETT SB, ALONSO D et al. Differential inhibition by aspirin of vascular and platelet prostaglandin synthesis in atherosclerotic patients. N Engl J Med 1983; 308: 800—805.

29 WOHLEY MH, JARMOLOWSKI CR. New reperfusion devices: The Kensey catheter, the atherolytic reperfusion wire device, and the transluminal extraction catheter. Radiology 1989; 172: 947—952.

30 YAKES WF, KUMPE DA, BROWN SB et al. Percutaneous transluminal angioplasty: Technique and results. Radiology 1989; 172: 965—970.

Diskussion Dr. Rauber

Prof. Spengel:
Mich haben Ihre Bilder sehr beeindruckt, vor allem, weil jede Arbeitsgruppe anders vorgeht und trotzdem alle zum gleichen Resultat kommen. Wir gehen etwas anders vor. Einen Iliakaverschluß lysieren wir zuerst systemisch. In den letzten zwei Jahren waren wir bei 14 von 22 Patienten damit erfolgreich, nur 8mal mußten wir hinterher ein Katheterverfahren anwenden. Wir halten die systemische Lyse für die atraumatischste Möglichkeit, den Verschluß zu beseitigen. Beim Kathetereinsatz dagegen besteht die Gefahr der reaktiven Intimahyperplasie. Einige Ihrer Patienten hätten wir deshalb ein, zwei Tage ultrahoch lysiert. Anschließend hätten wir in Dilatationsbereitschaft eine DSA (digitale Subtraktionsangiographie) angefertigt, um zu sehen, ob wir noch dilatieren müssen.
Mein zweiter Punkt: Sie empfehlen die Anwendung von rTPA, weil die Lyse dann wesentlich schneller geht. Ich würde Zurückhaltung empfehlen, denn rTPA ist für die Peripherie nicht zugelassen. Auch wenn wir denken, daß es besser ist, können wir in rechtliche Schwierigkeiten kommen. Wir müssen deshalb die Patienten besonders aufklären und benötigen meines Erachtens auch die Zustimmung der Ethikkommission. Ich sage das deshalb, weil wir auch erwogen haben, rTPA einzusetzen und auf Schwierigkeiten gestoßen sind.
Das Dritte, was ich wissen möchte: Dilatieren Sie immer über Schleusen?

Antwort:
Ja, grundsätzlich.

Frage:
Warum verwenden Sie immer die Schleuse?

Antwort:
Erstens können Sie über die Schleuse jederzeit von oben her das Gefäß darstellen, und zweitens, wenn Gefäßspasmen eintreten, können Sie problemlos Medikamente geben.
Die Schleuse bougiert nur die Arterie auf. Sie hat ein völlig glattes Rohr, während ein Ballon, wenn sie ihn entfernen, nicht mehr glatt ist. Und wenn es Komplikationen gibt, ist es einfacher, über eine Schleuse über den liegenden

Draht ohne große Manipulation mit dem PAT-Katheter abzusaugen. Der zusätzliche Kostenaufwand für die Schleuse bewegt sich in der Größenordnung von 30—40 DM, finanziell also kein Thema. Die Arbeitserleichterung ist so groß, daß ich grundsätzlich nur so arbeite. Das Punktionsloch ist zwar größer, es steigt auf ca. 6 F, ist dafür aber schön glatt und rund und sauber. Zur Frage zum rTPA: Es geht wirklich schneller. Wir verwenden das rTPA nicht nur bei der AVK, sondern wir nehmen es auch bei langstreckigen Bypassverschlüssen, z. B. für lokale Thrombolysen. Dabei zeigt sich, daß man erheblich schneller eine Thrombolyse erreicht, als wenn man das mit der Urokinase in der geschilderten Dosierung, also 200 000 als Bolus intrathrombal plus 50 bis 100 000 pro Stunde bis zum Effekt, verabreicht.

Frage:
Das ist das Problem, es ist ein Dosisproblem. Ich glaube, daß wir die Urokinase unterdosieren. Wenn Sie 1 Mio E Urokinase nehmen, dann geht das auch schneller.

Antwort:
Da muß man irgendwo auch einen Kompromiß zwischen der Möglichkeit systemischer Gerinnungseffekte, die wir bei der Behandlung lokaler Thrombolyse nicht haben wollen, und der Zeit, in der man seinen thrombolytischen Effekt erreicht, schließen. Bei der rTPA hatten wir praktisch keine systemischen Nebenwirkungen.

Prof. Landgraf:
Wir haben ähnliche Erfahrungen gemacht. Wir nehmen auch rTPA, allerdings noch niedriger dosiert. Wir geben maximal 10 mg. Wir haben auch die Erfahrung, daß es schneller geht, aber nur im Vergleich zu Urokinase, nicht im Vergleich zu Streptokinase. Leider gibt es noch keine Dosisfindung für die lokale Lyse mit rTPA. Prof. Diehm und andere Autoren sind inzwischen bei 2,5 mg. Wir denken, daß 2,5 mg rund 100 000 IE Urokinase entsprechen.

Prof. Diehm:
Herr Rauber, Sie scheinen wirklich eine ausgeprägte Fähigkeit zu haben, in den betroffenen Gefäßabschnitt zu kommen. Ich stimme Herrn Spengel 100 %ig zu: 80 % der proximalen Stenosen, die Sie uns gezeigt haben,

würden wir erst systematisch lysieren und danach, wenn es noch notwendig ist, dilatieren. Aber der erste Schritt bei einem jüngeren Menschen wäre die systemische Lyse, und jünger ist bei uns jeder unter 60 Jahren.

Prof. Hamann:
Ich habe einen grundsätzlichen Einwand gegen Ihre Statistik. Der Patient, der eine Gefäßprothese braucht, ist ein anderer Patient als der, den man dilatieren kann. Das muß man bei der Berechnung von Komplikationsraten und Kosten berücksichtigen.

Dr. Rauber:
Die Kostenberechnung stammt aus England und den USA. Dort ist ein Bypass mindestens 3mal teurer als eine PTA. Das sagt schon etwas aus.

Prof. Hamann:
Nur ist die Indikation anders. Bei den gefäßchirurgischen Patienten ist meist gar keine PTA möglich.

Dr. Rauber:
Wenn die PTA nicht geht, müssen die Patienten operiert werden.

Dr. Scheffler:
Ich möchte davor warnen anzunehmen, daß wir mit der lokalen Lyse grundsätzlich keine Systemeffekte erzielen. Wir arbeiten schon seit einiger Zeit mit 2,5 mg rTPA. Wir haben auch regelmäßig nachgemessen, und bei etwa 20 % der Patienten hat man doch einen Fibrinogenabfall. Im Einzelfall ist es wegen des Wirkmechanismus der rTPA nicht sicher, ob es bei diesem Patienten nicht auch unter lokaler Lyse zu einer zerebralen Blutung gekommen wäre. Wie gehen Sie technisch bei der Rekanalisation so langer Verschlüsse vor, wie Sie sie gezeigt haben?

Dr. Rauber:
Wir setzen ausnahmslos Terumo-Drähte ein. Wir versuchen, wenn möglich, eine retrograde Passage des Verschlusses. Wenn die Extremität pulslos ist, versuchen wir, das Gefäß anhand der vorliegenden Blattfilmangiographie zu treffen. Wenn das nicht funktioniert, wird ein 5 F Katheter auf der Gegenseite gelegt und dort punktiert. Das geht praktisch immer. Ist der Verschluß

so lang, daß er bis an die Punktionsstelle in der Leistenbeuge hineinreicht, geht das retrograde Vorgehen primär nicht. Dann muß man von der anderen Seite her zunächst lysieren, kann danach aber häufig, weil die Stenose meistens weiter oben sitzt, retrograd vorgehen. Dazu müssen Sie einen krummen Terumo-Draht nehmen. Den Terumo-Draht kann man direkt über den Draht steuern. Er hat eine ganz überlegene Steuermöglichkeit.

Prof. Spengel:
Es gibt noch eine weitere Methode, die Herr Antes in Kempten sehr erfolgreich an über 40 Patienten anwendet und auch publiziert hat. Er geht von der Innenseite mit einem Pigtail-Katheter ein, hängt sich mit dem freien Ende in die verschlossene Iliaka ein, lysiert dann über Nacht mit 2-, 3- oder 400 000 Einheiten Urokinase und hat ganz erstaunliche Erfolge. Das Ende ist entweder wieder ganz offen oder zumindest so weit offen, daß der Appositionsthrombus weg ist. Er kann dann von der anderen Seite hochgehen und gezielt die Veränderung passieren und dilatieren.

Prof. Matthias:
Ich tendiere in bestimmten Fällen mehr zur Lyse als zur PTA, zur ASS nach der PTA. Sie empfehlen unabhängig von Länge und Lokalisation der Verschlüsse 100 mg. Ich glaube, für 1,5 g ist kaum einer. Das ist richtig. 100 mg aber ist durch nichts bewiesen. Es mag sein, daß das hilft, aber es muß erst einmal belegt werden.

Prof. Landgraf:
Da muß ich Herrn Matthias recht geben, es gibt keinen Beweis, daß 100 mg ausreichen. Bei uns wurde eine Studie nach PTA mit 375 mg gemacht. Dabei haben wir gesehen, daß 375 mg, verglichen mit der Doppeldosis, genauso gut sind. Das bedeutet also, mit 375 oder 350 mg waren wir auf der richtigen Seite. Aber für 100 mg gibt es keine Beweise. Man kann sagen, daß man seine Patienten so behandelt, aber man kann es nicht belegen.

Dr. Rauber:
Es gibt eine Menge experimenteller Hinweise, die zeigen, daß wir auch durch niedrigere Dosen ASS das erreichen, was mit hohen Dosen erreicht wird.

Antithrombotische Therapie nach Rekanalisation und Bypassoperation bei peripherer arterieller Verschlußkrankheit

F. R. Matthias

Klinikum der Justus-Liebig-Universität,
Gießen

Atherosklerose und Thrombose

Gefäßstenosen und Gefäßverschlüsse entwickeln sich durch Progression der atherosklerotischen Wandveränderung und Auflagerung von Plättchen-Fibrinthromben im Bereich der atherosklerotischen Plaque. Thrombozyten haften an freigelegtem Kollagen sowie, vermittelt über den v. Willebrand-Faktor, auf der geschädigten Gefäßoberfläche. Sie werden auch durch Thrombin, welches an Fibrin der thrombotischen Auflagerung adsorbiert ist, zur Adhäsion und Aggregation gebracht (Abb. 1). Das plasmatische Gerinnungssystem wird im Bereich der Gefäßläsion sowohl über Gewebsthromboplastin der Gefäßwand und exprimierte Phospholipide aggregierter Thrombozyten (extrinsischer Weg) als auch über die Kontaktaktivierung von Faktor XII und Faktor XI in Gang gesetzt (intrinsischer Weg) (Abb. 1). Es resultiert ein Thrombus mit wechselnden Anteilen von Plättchen und Fibrin. Im arteriellen System wird den Thrombozyten, im Vergleich zum Venensystem, eine entscheidende Rolle bei der Thrombogenese zuerkannt.

Antithrombotika

Mit Heparin, Cumarinderivaten und Thrombozytenfunktionshemmern — vorzugsweise Acetylsalicylsäure (ASS) — wird versucht, die atherosklerotischen und thrombotischen Prozesse zu supprimieren. Heparin inhibiert gemeinsam mit Antithrombin III Thrombin direkt. Es hat zudem einen hemmenden Einfluß auf die Proliferation glatter Muskelzellen.

Die Cumarine senken die Aktivität der Faktoren des Prothrombinkomplexes (Faktoren II, VII, IX, X).
Acetylsalicylsäure greift in den Arachidonsäuremetabolismus von Thrombozyten und Gefäßwand ein, indem es das Enzym Cyclooxigenase irreversibel hemmt. In den Thrombozyten entsteht aus Arachidonsäure Thromboxan A 2. Thromboxan A 2 wirkt vasokonstringierend; es induziert die Plättchenaggregation und Plättchenthrombenbildung. In der Gefäßwand entsteht aus Arachidonsäure Prostacyclin. Prostacyclin wirkt vasodilatierend; es wirkt einer Plättchenaggregation bzw. Plättchenthrombenbildung entgegen. Durch Acetylsalicylsäure wird sowohl die Bildung von Thromboxan A 2 als auch die von Prostacyclin unterdrückt. Die Thromboxanbildung in den Thrombozyten wird durch geringere Mengen von Acetylsalicylsäure mehr gehemmt als die Prostacyclinbildung in der Gefäßwand. Untersuchungen von WEKSLER et al. [43] zeigen, daß nach Einnahme von 80 mg Acetylsalicylsäure 12 bis 16 Stunden vor einer aorto-koronaren Bypassoperation zum Zeitpunkt der Operation im Serum einer geronnenen Blutprobe kein

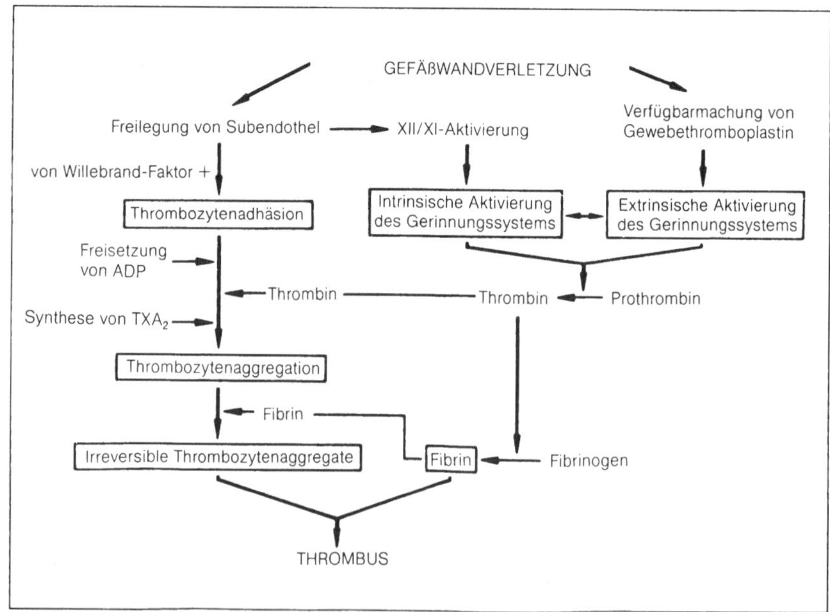

Abb. 1: Gefäßläsion und Thrombogenese

Thromboxan mehr nachweisbar war. In Stanzzylindern der Aorta und entnommenen Venensegmenten war die Prostacyclinbildung nach Zugabe von Arachidonsäure noch weitgehend erhalten (Abb. 2). Man erhofft sich durch die niedrige Dosis Acetylsalicylsäure einen möglichst großen antithrombotischen Effekt auf die Thrombozyten bei weitgehend erhaltener antithrombo-

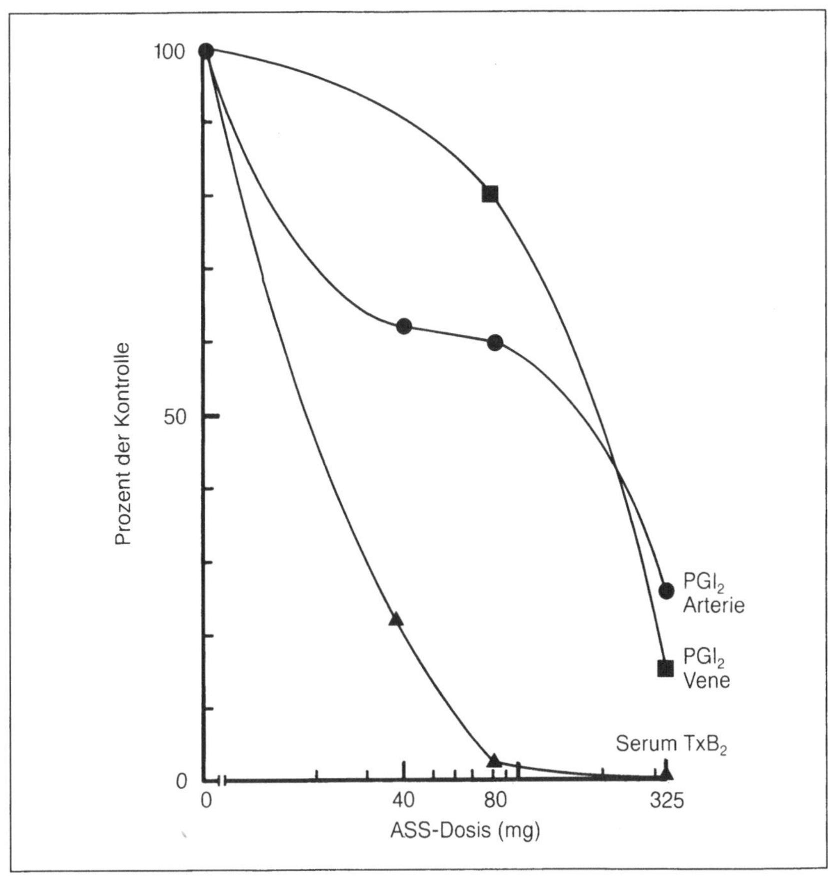

Abb. 2: Wirkung der Einnahme unterschiedlicher Mengen von Acetylsalicylsäure (ASS) auf die Bildung von Thromboxan B_2 durch Thrombozyten im geronnenen Vollblut (Serum TxB_2) sowie von Prostacyclin in Aorta (PGI_2-Arterie) und Vene (PGI_2-Vene) in Prozent der Kontrolle ohne ASS (aus 43).

tischer Kapazität der Gefäßwand. Obwohl außer dem Endothel auch subendotheliales Gewebe, Media und Adventitia zur Prostacyclinbildung in der Lage sind [29], ist denkbar, daß in einer fortgeschrittenen atherosklerotischen Plaque keine Prostacyclinbildung mehr erfolgen kann. Die Überlegungen für den Einsatz niedrig dosierter Acetylsalicylsäure wären dann in Frage gestellt. Ziel klinischer Studien ist die Festlegung einer möglichst niedrigen, aber noch ausreichenden effektiven Dosis von Acetylsalicylsäure. Für die instabile Angina pectoris, den akuten Myokardinfarkt und die aorto-koronare Bypassoperation ist die Wirksamkeit von 100 bis 300 mg Acetylsalicylsäure pro Tag erwiesen [Übersicht bei 20]. Ob eine tägliche Dosis von 100 bis 300 mg Acetylsalicylsäure für die Reokklusionsprophylaxe nach lumeneröffnenden Maßnahmen und für die Verhinderung der Obliteration eines Bypasses bei peripherer arterieller Verschlußkrankheit ausreicht, ist nicht gesichert. Sämtliche bisher vorliegenden Studien bei peripherer arterieller Verschlußkrankheit sind mit 1 000 bis 1 500 mg Acetylsalicylsäure durchgeführt worden.

Sekundärprävention der obliterierenden Arteriopathie (Tab. 1)
Die antithrombotische Therapie zur Okklusionsprophylaxe nach gefäßrekonstruktiven Eingriffen und Bypassoperationen hat auch immer gleichzeitig die Verhinderung der Progression der obliterierenden Gefäßerkrankung in anderen Gefäßabschnitten als den unmittelbar betroffenen zum Ziel. Hinweise geben Studien zum Spontanverlauf der degenerativen Gefäßerkrankung. Bei Kontrolle des Spontanverlaufes von Stenosen im femoralen Bereich über 4½ Jahre kommen Schoop et al. [36] zu dem Ergebnis, daß 990 mg Acetylsalicylsäure und 990 mg Acetylsalicylsäure plus 225 mg Dipyridamol die Verschlußhäufigkeit im Vergleich zu Plazebo signifikant senken können. Hess et al. [14] kommen bei der arteriellen Verschlußkrankheit der unteren Extremitäten während eines Beobachtungszeitraumes von zwei Jahren zu einem ähnlichen Ergebnis. Unter 990 mg Acetylsalicylsäure und 990 mg Acetylsalicylsäure plus 225 mg Dipyridamol war die Progression der Arteriosklerose geringer als unter Plazebo. Der Unterschied war bei der Kombinationsbehandlung signifikant. De Smit [6] fand innerhalb von fünf Jahren unter Marcumar bei 3 % der Patienten eine signifikant geringere Progression der peripheren arteriellen Verschlußkrankheit als unter Plazebo mit 19 %.
Es existiert eine Reihe weiterer Mitteilungen über positive Effekte von

Thrombozytenfunktionshemmern und Antikoagulanzien bei der Verhinderung der Progression der obliterierenden Arteriopathie [5, 40].

Prophylaxe bei Frühverschlüssen (Tab. 1)
Unter dem Aspekt der antithrombotischen Okklusionsprophylaxe sind Frühverschlüsse, die bis zur Krankenhausentlassung bzw. innerhalb der ersten vier Wochen nach dem Eingriff auftreten, von Spätverschlüssen, die danach erfolgen, zu unterscheiden. Frühverschlüsse sind bei 10 % bis 20 % der Patienten zu beobachten. Studien zur Wirksamkeit einer antithrombotischen Therapie zur Verhinderung von Frührezidiven liegen nur vereinzelt vor.
Studien zur Prophylaxe von Frühverschlüssen nach *Fibrinolysetherapie* existieren überhaupt nicht. Eine schon während der Lysetherapie begonnene Antikoagulation mit Heparin ist üblich. Sie sollte zwei bis vier Tage über das Lyseende fortgeführt werden, bis die orale Antikoagulation den therapeutischen Bereich erreicht hat bzw. auf die alleinige Therapie mit Thrombozytenfunktionshemmern übergegangen wird.
Insbesondere nach Eröffnung langstreckiger Verschlüsse entstehen thrombogene Oberflächen über Restthromben, an denen Gerinnungsprozesse ablaufen können. Fibrinolytika (Streptokinase, Gewebeplasminogenaktivator) aktivieren die Thrombozyten: Die Tendenz zur Aggregation ist gesteigert, es werden Plasminogenaktivatorinhibitor freigesetzt und Thromboxan A 2 gebildet [8, 42]. Dies unterstreicht die Notwendigkeit einer konsequenten antithrombotischen Therapie während und nach einer Fibrinolysetherapie.

Bei *perkutaner transluminaler Angioplastie (PTA)* wird regelmäßig schon vor dem Eingriff Acetylsalicylsäure gegeben. Zeitler et al. [44] berichten über Frühergebnisse bis zu 14 Tagen nach PTA bei einer Gruppe, die nur ASS erhielt, im Vergleich zu einer Gruppe, die kurzfristig, bis 24 Stunden nach dem Eingriff, zusätzlich zu ASS mit Heparin antikoaguliert wurde. Eine davon unabhängige Gruppe erhielt im Anschluß an Heparin orale Antikoagulanzien. Das Patientenkollektiv unter oralen Antikoagulanzien schneidet mit 21 % Frühverschlüssen im Vergleich zu denen unter ASS mit 4,6 % bzw. 6,6 % deutlich schlechter ab. Aus diesen Ergebnissen können keine Schlüsse bezüglich der generellen Überlegenheit von ASS gegenüber oralen Antikoagulanzien gezogen werden, da die Gruppen nicht vergleichbar sind.

Tab. 1: Klinische Studien zur Okklusionsprophylaxe mit Thrombozytenfunktionshemmern und Antikoagulanzien bei peripherer arterieller Verschlußkrankheit (AVK).
PTA: perkutane transluminale Angioplastie;
TEA: Thrombendarteriektomie;
PTFE: Polytetrafluorethylen;
ASS: Acetylsalicylsäure;
DP: Dipyridamol; PXF: Pentoxifyllin;
Cu: Cumarinderivate; Hep: Heparin; Sul: Suloctidil; Tic: Ticlopedin
n.s.: nicht signifikant.

Autor	Jahr	Intervention	Lokalisation	Patienzahl	Medikament	Dosis g	Zeit	Rezidiv, Verschluß in %	Signifikanz
Schoop et al.	1983	Spontanverlauf	femoral	100 100 100	ASS ASS/DP Plazebo	1,0 1,0	4½ Jahre	20 30 60	+ +
Hess et al.	1985	Spontanverlauf	periphere AVK	67 63 69	ASS ASS/DP Plazebo	1,0 1,0	2 Jahre	7,8 3,4 8,2	n.s. $p<0.001$
De Smit et al.	1988	Spontanverlauf	periphere AVK	155 145	Cu —		5 Jahre	3 19	$p<0.001$
Martin	1982	Thrombolyse	ileofemoral	8 20	Cu —		3 Jahre	0 30	$p<0.025$
Zeitler et al.	1973	PTA	ileofemoropopliteal	87 90 19	ASS ASS/Hep Hep/Cu	1,5 1,5	14 Tage	4,6 6,6 21,0	 $p<0,05$
Grüntzig	1977	PTA	femoropopliteal	78 13	Cu —		1 Jahr	28 54	$p<0,05$

Hess et al.	1978	PTA	femoro- popliteal	50 51	ASS ASS/DP	1,0 1,0	14 Tage	30 16	 $p<0,1$
Schmidtke et al.	1975	PTA	femoro- popliteal	31 ?	Cu —		3 Jahre	20 67?	$p<0,012$
Staiger et al.	1980	PTA	ileofemoro- popliteal	33 28 39	ASS ASS/DP —	1,5 1,0	1 Jahr	21 25 36	 ?
Heiss et al.	1987	PTA	femoro- popliteal	66 66 67	ASS/DP ASS/DP Plazebo	1,0 0,3	6 Monate	14,8 8,5 12,7	 n.s.
Mahler et al.	1987	PTA	femoro- popliteal	51 48	Cu Cu/Sul	 0,6	1 Jahr	34 35	n.s.
Schneider et al.	1987	PTA	femoro- popliteal	94 103	Cu Tic	 1,0	1 Jahr	31 29	n.s.
Zekert et al.	1975	TEA Bypass	aorto-iliacal- femoro-popliteal	150 148	ASS Plazebo	1,5	14 Tage	12 19	n.s.
Ehresmann et al.	1977	Bypass (Vene, Dacron)	ileofemoro- popliteal	215 213	ASS Plazebo	1,5	1 Jahr	11,2 22	$p<0.003$
Kohler et al.	1984	Bypass (Vene, PTFE)	femoro- popliteal-tibial	51 51	ASS/DP Plazebo	1,0	2 Jahre	43	n.s.
Bollinger et al.	1985	TEA	femoro- popliteal	40 41 39	ASS ASS/DP Cu	1,0 1,0	2 Jahre	16 24 42	 $p<0.02$
Kretschmer et al.	1986	Bypass (Vene)	femoro- popliteal	34 37	Cu —		$1^1/_2$ Jahre	18 33	$p<0.04$
Raithel et al.	1986	Bypass (PTFE)	femoro- popliteal	59 59	ASS PXF	1,5 1,2	1 Jahr	26 25	n.s.

Bei Hess et al. [12] traten in einer mit ASS behandelten Gruppe bei 30 % Frühverschlüsse auf, in einer Vergleichsgruppe mit ASS plus Dipyridamol mit einer Signifikanz von $p<0{,}1$ bei 16 %. Beide Untersuchungen verfügen über keine Plazebogruppen, so daß Aussagen über den Wert der antithrombotischen Therapie nur eingeschränkt möglich sind.
Zu empfehlen ist zusätzlich zu ASS die intravenöse Antikoagulation mit Heparin über zwei bis vier Tage, bis die orale Antikoagulation voll wirksam ist bzw. mit Aggregationshemmern allein weiterbehandelt wird. Nur bei sehr kurzstreckigen Stenosen bzw. Verschlüssen, bevorzugt im Iliakalbereich, kann auf eine postinterventionelle Heparingabe evtl. verzichtet werden.
Eine Studie von Zekert [47] belegt den Wert der Reokklusionsprophylaxe mit Acetylsalicylsäure innerhalb der ersten 14 Tage nach *Gefäßoperation* (Thrombendarteriektomie, Bypass). Der Unterschied von 12 % Frühverschlüssen im Vergleich zu 19 % unter Plazebo ist jedoch nicht signifikant. Postoperativ besteht in jedem Falle eine systemische Hyperkoagulabilität, bei der das plasmatische Gerinnungssystem die führende Rolle spielt. Eine perioperative Antikoagulation mit Heparin zur Rezidivprophylaxe ist zwingend erforderlich. Sie ist außerdem zur Verhinderung postoperativer Beinvenenthrombosen von Bedeutung, die Ursache für schlechte Abflußbedingungen sind und damit für ein erhöhtes Reobliterationsrisiko verantwortlich zeichnen, falls sie im operierten Bein auftreten.

Prophylaxe von Spätverschlüssen (Tab. 1)
Die Häufigkeit der Reverschlüsse ist im ersten halben bis einem Jahr am höchsten. Nach einem Jahr sind in der Regel, unabhängig vom Therapieverfahren, einschließlich der Frühverschlüsse zwischen 15 und 35 % der Gefäße obliteriert [Übersicht bei 23]. In den darauffolgenden Jahren nimmt die Rezidivhäufigkeit ab.

Nach systemischer *Fibrinolysebehandlung* fand Martin [24, 25] in einer kleinen retrospektiven Studie im Vergleich zu nicht antikoagulierten Patienten unter Cumarinen eine signifikante Reduktion der Reobliteration von 30 % auf 0 %. Weitere systematische Untersuchungen im Vergleich zu Plazebo, insbesondere auch zur Wirksamkeit von Thrombozytenfunktionshemmern, existieren nicht.

Bei *perkutaner transluminaler Angioplastie (PTA)* lassen sich über den Wert einer Therapie mit oralen Antikoagulanzien nur schwer Aussagen machen. Plazebokontrollierte Studien liegen nicht vor. Beim Vergleich von antikoagulierten mit nicht antikoagulierten Patienten schneiden die mit Cumarinderivaten Behandelten besser ab [32, 33]. In zwei Studien werden orale Antikoagulanzien gegen Thrombozytenfunktionshemmer allein bzw. zusammen mit Antikoagulanzien verglichen [21, 34]. Nach einem Jahr liegt die Verschlußhäufigkeit jeweils um 30 %. Unterschiede ergeben sich nicht. Orale Antikoagulanzien erscheinen danach gleich wirksam zu sein wie Thrombozytenfunktionshemmer. Studien, die Thrombozytenfunktionshemmer mit Plazebo vergleichen, zeigen einen positiven Effekt der Aggregationshemmer, jedoch ohne das Signifikanzniveau zu erreichen [11, 39].

Nach *gefäßchirurgischen Eingriffen* (Thrombendarteriektomie und Bypassoperation) finden Ehresmann et al. [7] im Vergleich zu Plazebo unter Acetylsalicylsäure (ASS) eine signifikante Reduktion der Verschlüsse von 22 % auf 11,2 %. Der Vergleich von ASS und Pentoxifyllin ergibt beim Kunststoffbypass (PTFE = Polytetrafluorethylen) keine Unterschiede [30]. Die Studie von Kohler et al. [18], in der Acetylsalicylsäure plus Dipyridamol bei Bypassoperationen (Vene, PTFE) gegen Plazebo geprüft wurde, ergibt ebenfalls keine signifikante Differenz. Dagegen konnten Kretschmer et al. [19] nach Venenbypassoperationen mit oralen Antikoagulanzien eine signifikant geringere Verschlußhäufigkeit von 18 % gegenüber den Nichtbehandelten von 33 % erreichen.
Bollinger et al. [4] konnten bei Patienten nach Thrombendarteriektomie unter ASS und unter ASS plus Dipyridamol mit 16 % bzw. 24 % eine signifikant geringere Okklusionshäufigkeit als unter oralen Antikoagulanzien mit 42 % feststellen. Nach Bypassoperationen ergab sich dagegen eine — wenn auch nicht signifikante — Überlegenheit der Cumarine gegenüber den Thrombozytenfunktionshemmern von 17 % gegenüber 32 % [3]. Dabei muß beachtet werden, daß der Quickwert während der Beobachtungszeit im Mittel bei 34 ± 10 % und damit nicht im therapeutischen Bereich lag [2, 3]. Albert et al. [1] konnten bei Thrombendarteriektomie keinen Unterschied zwischen oralen Antikoagulanzien und ASS feststellen, wohingegen nach Bypassoperationen (Vene und Kunststoff) Cumarinderivate vorteilhafter erschienen. Die Problematik einer optimalen Einstellung der Antikoagulanzientherapie im therapeutischen Bereich wird von Albert erwähnt und von Schweizer [37] dargestellt. Bei 27 % seiner Patienten lag der Quickwert bei

Tab. 2: Qualität der Antikoagulation beim untersuchten Patientengut (n = 153). Häufigkeit der Quickwerte im therapeutischen Bereich während eines Kontrollzeitraums von 48 Monaten.

Gruppe	Qualität der Antikoagulation % der Werte im therap. Bereich	n	%
1	> 90	13	9
2	76 – 90	49	32
3	50 – 75	54	35
4	< 50	37	24

der Hälfte und mehr der Kontrollen nicht im therapeutischen Bereich. In einer von uns durchgeführten Studie [27] zur Wirksamkeit oraler Antikoagulanzien bei der Rezidivprophylaxe nach gefäßchirurgischen Eingriffen war der Quickwert bei 24 % der Patienten in mehr als der Hälfte der Kontrollbestimmungen nicht im therapeutischen Bereich (Tab. 2). Der Therapieerfolg ist aber entscheidend von der Qualität der Antikoagulation abhängig. Nach Gefäßoperationen im ileofemoro-poplitealen Bereich (Thrombendarteriektomie, Bypass) ergibt sich bei einem Beobachtungszeitraum von vier Jahren ein signifikanter Unterschied ($p<0{,}02$) von 18 % gegenüber 38 % in der Verschlußhäufigkeit zwischen dem Kollektiv mit der als ausreichend (Gruppen 1 und 2 zusammengefaßt) bezeichneten Antikoagulation und dem Kollektiv mit der als unzureichend (Gruppen 3 und 4 zusammengefaßt) bezeichneten Antikoagulation. Dabei unterscheiden sich die Gruppen 1 und 2 bzw. 3 und 4 der Tabelle 2 bezüglich ihrer Okklusionsrate kaum (Abb. 3). Die Bedeutung einer ausreichenden Antikoagulation zeigt sich auch bei der separaten Betrachtung der Patienten nach femoro-poplitealer Thrombendarteriektomie mit einer Reokklusionshäufigkeit nach vier Jahren von 20 % gegenüber 54 % bei den unzureichend antikoagulierten Patienten. Der Unterschied ist nach einem Jahr mit $p<0{,}03$ signifikant (Abb. 4).

Zusammenfassung

Thrombozytenfunktionshemmer und orale Antikoagulanzien können die Progression der peripheren arteriellen Verschlußkrankheit verzögern. Die

Verschlußhäufigkeit nach lumeneröffnenden Maßnahmen und Bypassoperationen bei peripherer arterieller Verschlußkrankheit ist mit 15 % bis 35 % im ersten Jahr nach dem Eingriff am höchsten. Aussagen zur Wirksamkeit einer Rezidivprophylaxe mit Antithrombotika sind nur mit Einschränkung möglich. Vergleichende Studien zur Verhinderung von Frühverschlüssen liegen kaum vor. Es existieren relativ wenige plazebokontrollierte Studien. Eine Reihe von Studien genügt nicht den statistischen Anforderungen. Es darf jedoch als sicher gelten, daß eine antithrombotische Therapie die

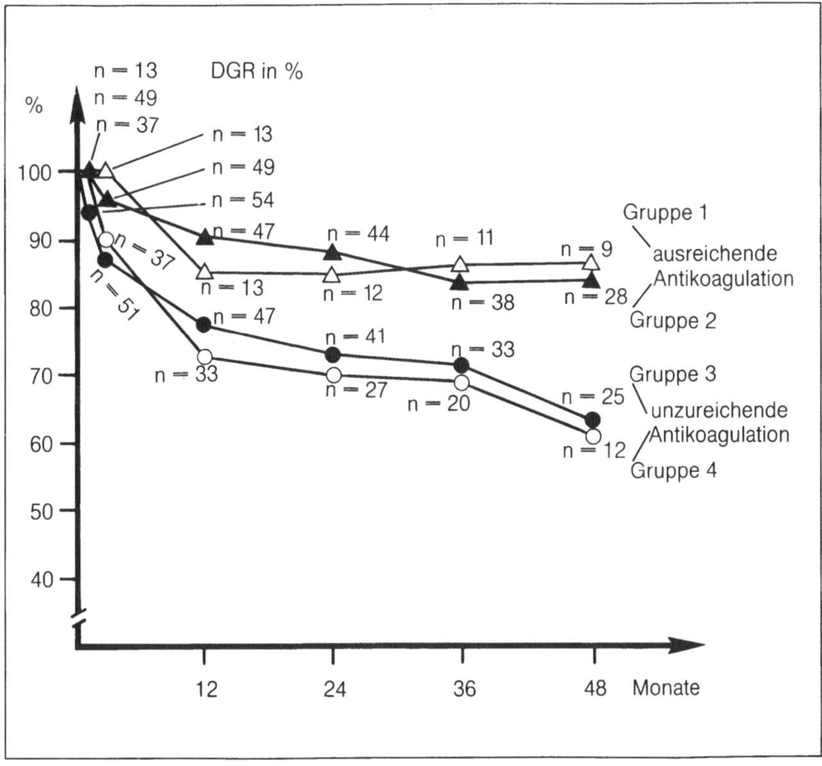

Abb. 3: Qualität der Antikoagulation und Langzeitergebnis nach gefäßchirurgischen Eingriffen bei peripherer arterieller Verschlußkrankheit. Gruppen 1 bis 4 aus Tabelle 2 einzeln dargestellt.
DGR: Durchgängigkeitsrate

Kurzzeit- und Langzeitergebnisse verbessern kann. Sowohl für Thrombozytenfunktionshemmer als auch für orale Antikoagulanzien liegen positive Ergebnisse vor. Beide Medikamentengruppen haben möglicherweise einen etwas unterschiedlichen Indikationsbereich, der von der Länge des eröffneten Verschlusses und der Art des Eingriffs beeinflußt wird. Unter Aggregationshemmern treten deutlich mehr — insbesondere gastrointestinale — Nebenwirkungen auf, die zum Therapieabbruch führen, als dies unter Antikoagulanzien der Fall ist.
Die optimale Einstellung der Antikoagulation innerhalb des therapeutischen

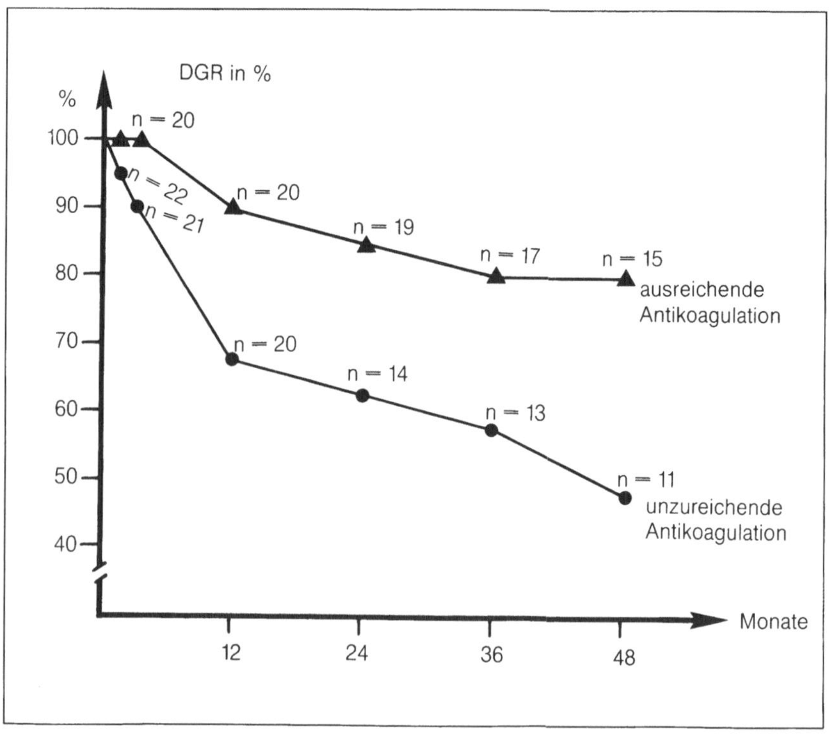

Abb. 4: Qualität der Antikoagulation und Langzeitergebnis nach femoropoplitealer Thrombendarteriektomie.
Gruppen 1 und 2 (ausreichende Antikoagulation) sowie 3 und 4 (unzureichende Antikoagulation) aus Tabelle 2 zusammengefaßt.

Bereiches stellt ein organisatorisches Problem dar. Für die Effektivität einer niedrigdosierten ASS-Therapie mit 300 mg und weniger liegen keine Ergebnisse vor. Eine Übertragung der positiven Resultate bei koronarer Herzkrankheit (instabile Angina pectoris, akuter Myokardinfarkt, aorto-koronare Bypassoperation) auf die periphere arterielle Verschlußkrankheit ist nicht ohne weiteres erlaubt.

Unter Berücksichtigung der besprochenen Studien (Tab. 1) und unter Einbeziehung von weiteren Mitteilungen der verschiedenen Arbeitsgruppen [9, 13, 15, 16, 23, 26, 28, 33, 35, 45, 46] läßt sich zusammenfassend feststellen: Zur Verhinderung der Progredienz der obliterierenden Arteriopathie kann die Prophylaxe mit der Kombination ASS und Dipyridamol erwogen, jedoch nicht generell empfohlen werden. Die applizierte Dosis beträgt 3 × täglich 330 mg ASS plus 75 mg Dipyridamol.

Zur Verhinderung von Sofort- und Frühverschlüssen ist, unabhängig von der Art der lumeneröffnenden Maßnahmen bzw. der Operation, während des Eingriffes und in den zwei bis vier darauffolgenden Tagen eine intravenöse Heparintherapie mit einer 2- bis 3fachen Verlängerung der Thrombinzeit erforderlich. Bei Einsatz der Kathetertechniken wird regelmäßig schon vor dem Eingriff meist 0,5—1 g Acetylsalicylsäure pro Tag gegeben.

Die Prophylaxe zur Vermeidung von Spätverschlüssen sollte unabhängig von der lumeneröffnenden Maßnahme oder der Art des operativen Eingriffes mindestens ein Jahr — wenn möglich jedoch länger — durchgeführt werden. Nach systemischer Lyse können alternativ orale Antikoagulanzien oder Thrombozytenfunktionshemmer gegeben werden. Die Antikoagulanzien sind zu bevorzugen. Nach perkutaner transluminaler Angioplastie und lokaler Lyse peripherer Thromben wird von der Mehrzahl der Autoren 1,0 g bis 1,5 g Acetylsalicylsäre, häufig in Kombination mit Dipyridamol, gegeben. Bis zum Vorliegen entsprechender Studien sollte die tägliche Dosis 0,5 g Acetylsalicylsäure nicht unterschreiten. Nach Eröffnung peripher gelegener Obliterationen und Eröffnung von Verschlüssen mit mehr als 3 bis 6 cm Länge besteht eine Tendenz zur Rezidivprophylaxe mit oralen Antikoagulanzien. Nach Lysebehandlung peripherer Embolien sind orale Antikoagulanzien indiziert. Nach gefäßchirurgischen Eingriffen (Thrombendarteriektomie, autologer Venenbypass, Kunststoffprothese) scheinen Thrombozytenfunktionshemmer und Antikoagulanzien wirksam zu sein. Eine Bevorzugung der Antikoagulanzien ergibt sich auch hier nach Beseitigung langstreckiger und peripher gelegener Verschlüsse.

Bei Patienten mit einer erhöhten Thromboseneigung (Herzinsuffizienz, Polyglobulie) sind orale Antikoagulanzien vorzuziehen. Bei Unverträglichkeit bzw. Kontraindikation gegen eines der Medikamente kommt das jeweils andere in Frage. Zur langfristigen Rezidivprophylaxe nach Implantation von Gefäßprothesen (Stents) [10, 22, 41], nach Atherektomie [38], Laserangioplastie [31] und Rotationsangioplastie [17] liegen noch keine schlüssigen Ergebnisse vor.

Literatur

1 Albert JP, Regensburger D, Rudolf I, Yükseltan I, Sievers HH, Bruhn HD. Rezidivprophylaxe operativ korrigierter Arterienverschlüsse der unteren Extremitäten. Med Welt 1982; 33: 1829—1831.

2 Bollinger A, Fritschy J, Torres C, Piquerez MJ. Thrombozytenaggregations-Hemmer nach offener oder halboffener Endarteriektomie: Vorläufige Resultate einer prospektiven Studie. In: Ehringer H, Betz E, Bollinger A, Deutsch E (Hrsg). Gefäßwand, Rezidivprophylaxe, Raynaud-Syndrom. S. 274—278. Witzstrock: Baden-Baden, Köln, New York 1979.

3 Bollinger A, Schneider E, Pouliadis G, Brunner V. Thrombozytenfunktionshemmer und Antikoagulation nach gefäßrekonstruktiven Eingriffen im femoro-poplitealen Bereich: Resultate einer prospektiven Studie. In: Breddin K (Hrsg). Thrombose und Atherogenese, Pathophysiologie und Therapie der arteriellen Verschlußkrankheit, Bein-Beckenvenenthrombose. S. 276—279. Witzstrock: Baden-Baden, Köln, New York 1981.

4 Bollinger A, Brunner U. Antiplatelet drugs improve the patency rates after femoropopliteal endarteriectomy. Vasa 1985; 14: 272—279.

5 Burkhalter A, Widmer LK, Glaus L. Chronischer Gliedmaßenverschluß und Langzeitantikoagulation. Vasa 1974; 3: 185—189.

6 De Smit P, Van Urk H. The effects of long-term treatment with oral anticoagulants in patients with peripheral vascular disease. In: Tilsner V, Matthias FR (Hrsg). Arterielle Verschlußkrankheit und Blutgerinnung. S. 211—216. Roche: Basel, Grenzach-Wyhlen 1988.

7 Ehresmann V, Alemany J, Loew D. Prophylaxe von Rezidivverschlüssen nach Revaskularisationseingriffen mit Acetylsalicylsäure. Med Welt 1977; 28: 1157—1162.

8 Fitzgerald DJ, Catella F, Roy L, Fitzgerald GA. Marked platelet in activation in vivo after intravenous streptokinase in patients with acute myocardial infarction. Circulation 1988; 77: 142—150.

9 Genton E, Clagett GP, Salzman EW. Antithrombotic therapy in peripheral vascular disease. Chest 1986; 89 (Suppl 2): 75—81.

10 Günther RW, Vorwerk D, Bohndorf K, Peters I, El—Din A, Messmer B. Iliac and femoral artery stenoses and occlusions: Treatment with intravascular stents. Radiology 1989; 172: 725—730.
11 Heiss HW, Mathias K, Beck AH, König K, Betzner M, Just H. Rezidivprophylaxe mit Acetylsalicylsäure und Dipyridamol nach perkutaner transluminaler Angioplastie der Beinarterien bei obliterierender Arteriosklerose. Cor Vas 1987; 1: 25—34.
12 Hess H, Müller-Faßbender H, Ingrisch H, Mietaschk A. Verhütung von Wiederverschlüssen nach Rekanalisation obliterierter Arterien mit der Kathetermethode. Dtsch Med Wochenschr 1978; 103: 1994—1997.
13 Hess H, Ingrisch H, Mietaschk A, Rath H. Local low-dose thrombolytic therapy of peripheral arterial occlusions. N Engl J Med 1982; 307: 1627—1630.
14 Hess H, Mietaschk A, Deichsel G. Drug induced inhibition of platelet function delays progression of peripheral occlusive arterial disease. Lancet 1985; 1: 415—419.
15 Hess H, Mietaschk A, Brückl R. Peripheral arterial occlusions: a 6-year experience with local low-dose thrombolytic therapy. Radiology 1987; 7: 235—238.
16 Hess H. Lokale Lyse bei peripheren arteriellen Verschlüssen. Herz 1989; 14: 12—21.
17 Kensey KR, Nash JE, Abrahams C, Zarins CK. Recanalisation of obstructed arteries with a flexible, rotating tip catheter. Radiology 1987; 165: 387—389.
18 Kohler TR, Kaufmann JL, Kacoyanis G, Clowes A, Donaldson MC, Kelly E, Skillmann J, Couch NP, Whittemore AD, Mannick JA, Salzman EW. Effect of aspirin and dipyridamole on the patency of lower extremity bypass grafts. Surgery 1984; 96: 462—466.
19 Kretschmer G, Wenzl E, Wagner O, Polterauer P, Ehringer H, Minar E, Schemper M. Influence of anticoagulant treatment in preventing graft occlusion of following saphenous vein bypass for femoro-popliteal occlusive disease. Br J Surg 1986; 73: 689—692.
20 Lorenz R. Prophylaxe mit Thrombozytenaggregationshemmern bei kardiovaskulären Indikationen. Internist 1989; 30: 315—321.
21 Mahler F, Schneider E, Gallino A, Bollinger A. Combination of suloctidil and anticoagulation in the prevention of reocclusion after femoro-popliteal PTA. Vasa 1987; 16: 381—385.
22 Mahler F, Do D, Triller J, Walpoth B. Verlaufsergebnisse nach perkutaner Einlage arterieller Endoprothesen (Stents) in die Beinarterien. Vasa 1988; Suppl 23: 176—177.
23 Mahler F. Katheterinterventionen in der Angiologie. Thieme: Stuttgart, New York 1990.
24 Martin M, Martin V, Auel H. Reokklusionsraten nach erfolgreicher Streptokinase-Behandlung arterieller Verschlüsse. Eine 6 Jahre umfassende retrospektive Studie an 67 Patienten. Klin Wochenschr 1977; 55: 489—493.
25 Martin M. Streptokinase in chronic arterial disease. S. 80—84. CRC Press Inc Boca Raton: Florida 1982.

26 Martin M, Fiebach BJO. Die Kurzzeitlyse mit ultrahoher Streptokinase-Dosierung zur Behandlung peripherer Arterien- und Venenverschlüsse. S. 46. Huber: Bern, Stuttgart, Toronto 1988.

27 Matthias FR, Zundl R, Scheld H, Ditter H, Voss R. Spätergebnisse nach rekonstruktiven Eingriffen bei peripherer arterieller Verschlußkrankheit — Stellenwert der Antikoagulation. Med Welt 1984; 35: 1579—1583.

28 Mietaschk A. Aggregationshemmer bei der peripheren arteriellen Verschlußkrankheit. In: Tilsner V, Matthias FR (Hrsg). Arterielle Verschlußkrankheit und Blutgerinnung. S. 203—219. Roche: Basel, Grenzach-Wyhlen 1988.

29 Moncada S, Herman AG, Higgs EA, Vane JR. Differential formation of prostacyclin (PGX or PGI_2) by layers of the arterial wall. An explanation for the antithrombotic properties of vascular endothelium. Thromb Res 1977; 11: 323—344.

30 Raithel D, Karprzak P, Noppeney TH. Rezidivprophylaxe nach femoro-poplitealer Rekonstruktion mit PTFE-Prothesen. Med Welt 1986; 37: 664—667.

31 Sandborn TA, Cumberland DC, Greenfield AJ, Welsh CL, Guben JK. Perkutaneous laser thermal angioplasty: inital results and 1-year follow up in 129 femoropopliteal lesions. Radiology 1988; 168: 121—125.

32 Schmidtke I, Zeitler E, Schoop W. Langzeitergebnisse der perkutanen Katheterbehandlung (Dotter-Technik) bei femoro-poplitealen Arterienverschlüssen im Stadium II. Vasa 1975; 4: 210—226.

33 Schmidtke I, Zeitler E, Schoop W. Spätergebnisse (5—8 Jahre) der perkutanen Katheterbehandlung (Dotter-Technik) bei femoro-poplitealen Arterienverschlüssen im Stadium II. Vasa 1978; 7: 4—15.

34 Schneider E, Mahler F, Do-Dai DO, Biland L, Widmer LK, Bollinger A. Zur Rezidivprophylaxe nach perkutaner transluminaler Angioplastie (PTA): Antikoagulanzien versus Ticlopedin. Vasa 1987; Suppl 20: 355—356.

35 Schneider E. Die perkutane transluminale Angioplastie, lokale Thrombolyse und perkutane Thrombenextraktion in der Behandlung von Extremitätenarterienverschlüssen. Internist 1989; 30: 440—446.

36 Schoop W, Levy H, Schoop B, Gaentzsch A. Experimentelle und klinische Studien zu der sekundären Prävention der peripheren Arteriosklerose: In: Bollinger A, Rhyner K (Hrsg). Thrombozytenfunktionshemmer — Wirkungsmechanismen, Dosierung und praktische Anwendung. S. 49—58. Thieme: Stuttgart, New York 1983.

37 Schweizer W. Qualitätskontrolle der Antikoagulation in der Praxis. In: Neuhaus K, Duckert F (Hrsg). Blutgerinnung und Antikoagulation — Aktuelle Probleme für Klinik und Praxis. S. 15—18. Schattauer: Stuttgart, New York 1976.

38 Simpson JB, Selmon MR, Robertson GC, Cipriano PR, Hayden WG, Johnson DE, Fogarty TJ. Transluminal atherectomy of occlusive peripheral vascular disease. Am J Cardiol 1988; 61: 96—101.

39 Staiger J, Mathias K, Friedrich M, Heiss HW, Konrad S, Spillner G. Perkutane Katheterrekanalisation (Dotter-Technik) bei peripherer arterieller Verschlußkrank-

heit— Einfluß von Thrombozytenaggregationshemmern auf die Rezidivhäufigkeit nach einem Jahr. Herz/Kreislauf 1980; 12: 383—386.

40 Stiegler H, Hess H, Mietaschk A, Trampisch HJ, Ingrisch H. Einfluß von Ticlopidin auf die periphere obliterierende Arteriopathie. Dtsch Med Wochenschr 1984; 109: 1240—1243.

41 Strecker EP, Romaniak P, Schneider B, Westphal M, Zeitler E, Wolf HRD, Freudenberg N. Perkutan implantierbare, durch Ballon aufdehnbare Gefäßprothese. Dtsch Med Wochenschr 1988; 113: 538—542.

42 Voss R, Nitz M, Reitz D, Matthias FR. Streptokinase-induced release of plasminogen-activator-inhibitor 1 from platelets is inhibited by diclofenac. Thromb Haemost 1989; 62: 52.

43 Weksler BB, Pett SB, Alonso D, Richter RC, Stelzer P, Subramanian V, Tack-Goldman K, Gay WA. Differential inhibition by aspirin of vascular and platelet prostaglandin synthesis in atherosclerotic patients. N Engl J Med 1983; 308: 800—805.

44 Zeitler E, Reichold J, Schoop W, Loew D. Einfluß von Acetylsalicylsäure auf das Frühergebnis nach perkutaner Rekanalisation arterieller Obliterationen nach Dotter. Dtsch Med Wochenschr 1973; 98: 1285—1288.

45 Zeitler E. Wirkung verschiedener Medikamente zur Verhütung des Reverschlusses nach Katheter-Desobliteration nach Dotter. Med Welt 1976; 27: 1377—1380.

46 Zeitler E. Ergebnisse der perkutanen transluminalen Angioplastie. Herz 1989; 14: 22—28.

47 Zekert F, Kohn P, Vormittag E, Piza F, Thien M. Zur Acetylsalicylsäureprophylaxe von Sofortverschlüssen nach gefäßchirurgischen Eingriffen. In: Colfarit Symposium III — Acetylsalicylsäure bei arterieller Verschlußkrankheit. S. 109—119. Bayer: Köln 1975.

Diskussion Prof. Matthias

Frage:
Wieviel Milligramm ASS geben Sie normalerweise?

Prof. Matthias:
So viel wie möglich. Bei Nebenwirkungen muß natürlich die Dosis gesenkt werden, aber ich würde, wenn möglich, nicht unter 500 mg ASS gehen.

Prof. Landgraf:
Bei uns wurde eine Studie mit ASS als Nachbehandlung nach PTA durchgeführt. Dabei wird zwischen 350 mg und 700 mg kein Unterschied festgestellt. Und diese 350 mg werden gut vertragen. Deshalb machen wir es jetzt so.

Prof. Matthias:
350 mg würde ich noch akzeptieren, aber nicht 100 mg. Um zusätzlich einen Sicherheitsabstand zu haben, ziehe ich 500 mg vor.

Prof. Diehm:
Kann man hieraus entnehmen, daß man nicht 100 mg ASS, sondern 350 mg ASS, besser 500 mg ASS geben soll?

Prof. Matthias:
Ja, das wäre meine Empfehlung.

Prof. Landgraf:
Aber das ist auch noch nicht endgültig gesichert.

Prof. Matthias:
Gesichert ist es für 1 g und 1,5 g. Diese Dosen werden aber meist schlecht vertragen. 100 mg ASS ist durch nichts gesichert, 300 mg ist eine Grauzone. 500 mg werden in der Regel vertragen. Deshalb empfehle ich diese Dosis und würde sie, wenn es irgendwie geht, nicht unterschreiten.

Prof. Hamann:
Machen Sie Ihr Vorgehen von der Gastroskopie abhängig? Wir gastroskopieren jeden Patienten.

Prof. Matthias:
Wir gastroskopieren unsere Patienten nur, wenn sie Beschwerden haben.

Prof. Landgraf:
Bei kurzer Ulkusanamnese sollte man gastroskopieren. Liegt der Ulkus zehn Jahre zurück, nicht. Aber auch 500 mg ASS verursachen gastrointestinale Blutungen. Wir behandeln die Patienten immerhin über Jahre.

Prof. Hamann:
Was machen Sie, wenn der Patient ein florides Ulkus hat?

Prof. Matthias:
Bei chronischem Verschluß lassen wir das Ulkus abheilen, bei akutem Verschluß muß man natürlich sofort therapieren.

Prof. Diehm:
Wie kann man die Einstellung der Markumarisierung verbessern?

Prof. Matthias:
Das können wir nicht so gut wie der holländische Thrombosedienst organisieren. Bei uns pendeln die Patienten wegen der Begleitbehandlungen zwischen verschiedenen Kliniken. Dann gibt es Unterbrechungen der Kontrolle aufgrund von Urlaub etc. Wir müssen einen Thrombosedienst aufbauen, der das bundesweit zu seiner Aufgabe macht.

Prof. Landgraf:
Sie können das sicher auch verbessern, wenn Sie die Patienten wöchentlich bestellen. Das ist wesentlich besser als alle drei Wochen.

Prof. Diehm:
Welche Relevanz haben Quickwerte zwischen 30 und 50 bei tiefer Beinvenenthrombose?

Prof. Matthias:
Eine mittelgute Quickeinstellung (ca. 30—40) oberhalb des therapeutischen Bereichs kann bei Venenthrombose ausreichend sein.

Prof. Landgraf:
Das ist nicht hundertprozentig gesichert. Die Frage ist, wenn wir jetzt den Quick auf Werte von 30—50 ansteigen lassen, reduzieren wir damit wirklich das Blutungsrisiko? Ich meine, nein. Uns fehlen noch die Grundlagen, auf denen wir uns bewegen sollen.

Prof. Matthias:
Ausreichende Studien fehlen. Aber es gibt ernstzunehmende Hinweise aus bisherigen Untersuchungen, daß auch ein etwas höherer Quickwert eine Prävention gegen eine Rethrombose im venösen Bereich bietet.

Lokale Lyse, Atherektomie, Stent

F. Spengel
Poliklinik der Universität München

G. Küffer
Radiologische Klinik und Poliklinik der Universität München

Einleitung

Seit der Veröffentlichung durch H. Hess [1] 1980 über die lokale Infiltration des Thrombus in peripheren Arterien mit thrombolytischen Substanzen, hat diese Methode eine weite Verbreitung gefunden. Aufgrund unterschiedlicher Indikationen entwickelten sich verschiedene Variationen.
So ist die primäre Lyse frischer Embolien vor allem bei Einschluß der Trifurkation in das Verschlußgebiet durchaus als Alternative zur Embolektomie anzusehen. Sie bietet den Vorteil, daß z. B. alle Unterschenkelarterien selektiv aufgesucht werden können. Ebenso ist beim Vorhandensein höhergradiger Stenosen im embolisch verschlossenen Gefäßabschnitt die Rekanalisation durch lokale Lyse der Embolektomie vorzuziehen.
Bei älteren Embolien weist die lokale Lyse bessere Langzeitergebnisse auf; Verschlüsse können noch nach Monaten eröffnet werden.
Auch frische Bypassverschlüsse können wiedereröffnet werden.
Natürlich finden unterschiedliche Methoden Anwendung, was von der jeweiligen Indikation abhängig ist. Zunehmende Verbreitung findet die 1985 erstmals beschriebene Atherektomie nach Simpson [5], da sie auf geringe Wiederverschlußraten hoffen läßt, wobei sie nicht als Konkurrenzverfahren zur Ballondilatation anzusehen ist.
Ein ganz neues nichtchirurgisches Verfahren stellt die Stent-Implantation dar, die unter Leitung von Palmaz [7] aus dem experimentellen Stadium herausgetreten ist.

Indikation zur lokalen Lyse

Frische Embolien
Die primäre Lyse frischer Embolien ist vor allem bei Einschluß der Trifurkation in das Verschlußgebiet durchaus als Alternative zur Embolektomie anzusehen. Man kann sich vorstellen, daß die Intimaschädigung durch Embolektomie mit nachfolgender Hyperplasie durch die lokale Lyse verhindert werden kann. Nach STIEGLER [2] zeigen embolektomierte Gliedmaßen, verglichen mit der kontralateralen Seite, verstärkt Neigung zur Intimahyperplasie. Ein weiterer Vorteil der Methode ist die Möglichkeit, selektiv alle Unterschenkelarterien aufsuchen zu können.

Embolien in arteriosklerotisch vorgeschädigten Gefäßen
Häufiger Grund für den Mißerfolg einer chirurgischen Embolektomie mit Fogarty-Katheter ist das Vorhandensein höhergradiger Stenosen in dem embolisch verschlossenen Gefäßabschnitt. Diese meist verkalkten Wandveränderungen können das Fogarty-Manöver unmöglich machen oder bei Ablösen die Intima des Gefäßes beschädigen und somit Ursache eines akuten Wiederverschlusses sein. Die Ultraschalluntersuchung des verschlossenen Gefäßabschnittes gibt wertvolle Hinweise: Kalk im verschlossenen Segment kann als Kontraindikation der Embolektomie angesehen werden. In diesen Fällen ist die Rekanalisation durch lokale Lyse zu bevorzugen, Stenosen werden nach Lyse der frischen Thromben in gleicher Sitzung dilatiert.

Ältere Embolien
Durch frustrane konservative Therapieversuche oder anfängliche Fehldiagnosen wird in manchen Fällen die Akuttherapie einer Embolie verhindert. Bei Embolien, die mehrere Wochen alt sind, kann die lokale Lyse bessere primäre Langzeitergebnisse aufweisen als die Embolektomie. Vor allem Verschlüsse im Bereich der Arteria poplitea mit Einschluß der Trifurkation können noch nach Monaten eröffnet werden (Abb. 1a, b).

Kombiniert chirurgisch-internistisches Vorgehen
Wenn nach erfolgter chirurgischer Embolektomie die Unterschenkelgefäße nur inkomplett oder nicht rekanalisiert werden konnten, kann direkt im Anschluß an die Embolektomie eine selektive lokale Lyse der Unterschenkelgefäße durchgeführt werden.

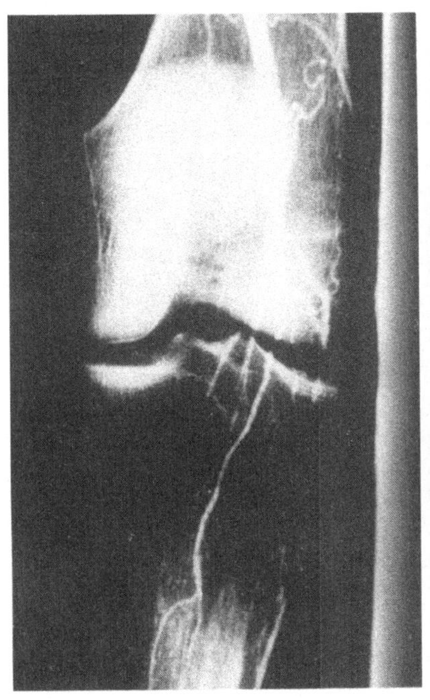

Abb 1a

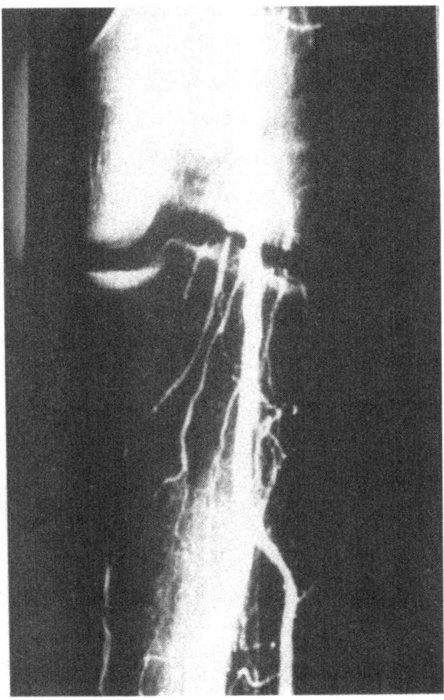

Abb. 1b

Abb. 1: Fünf Monate alte Embolie in die Arteria poplitea
a) vor,
b) nach lokaler Lyse mit 40 000 IE Streptokinase

Thrombotische Verschlüsse

Thrombotische Verschlüsse der Arteria femoralis superficialis, Arteria femoralis profunda, Arteria poplitea, Trifurkation und auch einzelner Unterschenkelarterien können noch zwölf Monate nach Verschlußbeginn durch lokale Lyse eröffnet werden. Bei thrombotischen Verschlüssen ist jedoch in den meisten Fällen eine Kombination mit anderen Revaskularisierungsverfahren (z. B. perkutane transluminale Angioplastie [PTA], Atherektomie) notwendig, um dem Verschluß zugrunde liegende hochgradige Stenosierungen zu beseitigen. Hauptindikationen sind hier Patienten im Stadium III und IV nach Fontaine mit Poplitea- und Trifurkationsverschlüssen, die einer Bypassoperation nicht zugänglich sind (Abb. 2).

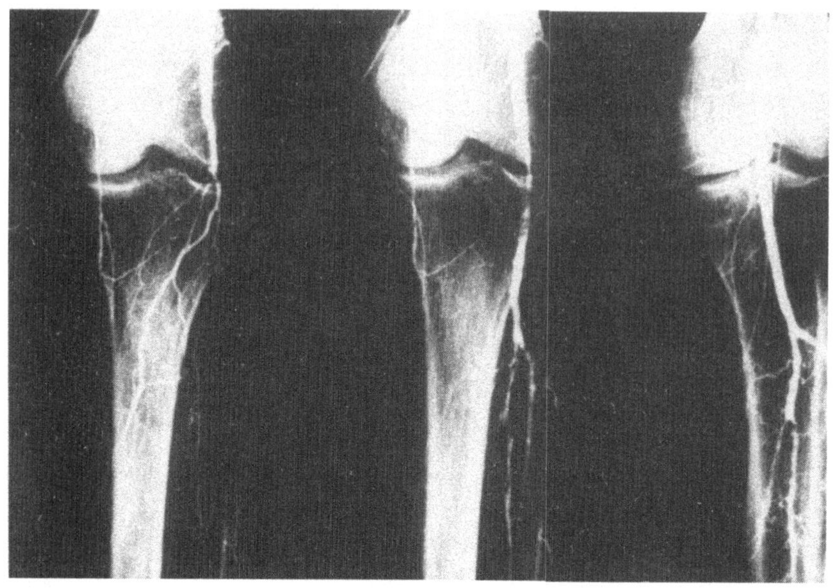

Abb. 2: Sechs Monate alter Verschluß der Arteria poplitea vor, während und nach lokaler Lyse mit 120 000 IE Urokinase

Frische Bypassverschlüsse

Frische Bypassverschlüsse können durch lokale Lyse wiedereröffnet werden, wobei vor allem Anastomosenstenosen als Grundlage der Verschlüsse in gleicher Sitzung nach Lyse des Thrombus dilatiert werden können.

Methode

Ein Führungsdraht mit lenkbarer Spitze (Terumo) wird durch einen 5F- oder 7F-Katheter mit Frontloch in das distale Verschlußende vorgeschoben. Der Katheter wird über den Führungsdraht in den Verschluß eingebracht. Es wird entweder eine kontinuierliche Menge des Thrombolytikums (Streptokinase, Urokinase oder Gewebsplasminogenaktivator [tPA]) über Perfusor in den Verschluß infiltriert oder mit einer 10 ml Spritze in drei- bis fünfminütigen Abständen jeweils 1—2 ml verdünntes Thrombolytikum manuell in den

Tab. 1: Lokale Lyse: Mittlere Dosis von Streptokinase, Urokinase und tPA

	Streptokinase	Urokinase	tPA
Mittlere Dosis	42 000 IU	204 000 IU	5,1 mg
Heparin	5 000 IU	5 000 IU	5 000 IU

Tab. 2: Vergleich der Erfolgsraten und Nebenwirkungen von Streptokinase, Urokinase und tPA (n = 120)

	Streptokinase	Urokinase	tPA
Primärerfolg	75 %	73 %	80 %

Verschluß injiziert. Als Gesamtdosis der in der Regel ein bis drei Stunden dauernden lokalen Lyse sollten 50 000 Einheiten Streptokinase, 200 000 Einheiten Urokinase oder 5 mg Gewebsplasminogenaktivator (tPA) nicht überschritten werden. Die mittleren Lysedosen sind in Tab. 1 dargestellt. Nach erfolgter Lyse muß anhand der Gefäßsituation entschieden werden, ob weitere therapeutische Maßnahmen (Katheterembolektomie, Dilatation, Atherektomie, Laserangioplastie etc.) zusätzlich notwendig werden. Das häufig noch direkt nach Abschluß der Lyse vorhandene thrombotische Material verschwindet meist im Laufe der ersten 24 Stunden durch Nachlyseeffekt (Aktivierung der endogenen Thrombolyse und nachfolgende Heparinisierung).

Embolusaspiration
Vorhandenes und intraluminäres nicht lysierbares Material kann durch entsprechende Katheter mit weiter Frontöffnung mit einer 50 ml Spritze aspiriert werden [3]. Sowohl primäre als auch sekundäre, während der Lyse oder Dilatation entstandene Embolien können hiermit sicher entfernt werden.

Ergebnisse
Die primären Ergebnisse der Rekanalisation sind in unserem Kollektiv nicht vom verwendeten Thrombolytikum abhängig (Tab. 2). Die Nebenwirkun-

Tab. 3: Lokale Lyse: Mortalität und Nebenwirkungen

Mortalität	0,7 %
Schwere Nebenwirkungen	2,0 %

Tab. 4: 6-Monats-Durchgängigkeitsrate von 136 Katheterlysen

Länge des Verschlusses	rekanalisiert	partiell rekanalisiert	geschlossen
< 5 cm	54 %	27 %	19 %
5–10 cm	47 %	21 %	32 %
10–15 cm	42 %	28 %	30 %
> 15 cm	37 %	12 %	51 %
Stadium der arteriellen Verschlußkrankheit			
II	71 %	22 %	7 %
III	58 %	25 %	33 %
IV	28 %	18 %	54 %

gen und Todesfälle waren geringer, als von anderen Autoren [4] beschrieben (Tab. 3). Länge des Verschlusses und Stadium der arteriellen Verschlußkrankheit haben jedoch die 6-Monats-Offenheitsrate deutlich beeinflußt: Während nur 20 % der kurzen Verschlüsse nicht rekanalisiert werden konnten, war jeder zweite Verschluß mit einer Länge von über 15 cm nicht zu rekanalisieren (Tab. 4).
Langzeituntersuchungen bei dem geriatrischen Krankengut sind statistisch nicht verwertbar, da ca. 50 % der Patienten nach zwei Jahren, meist an kardialen Komplikationen ihrer Gefäßerkrankung, verstorben sind. Das Durchschnittsalter der Patienten betrug 73,4 Jahre (Abb. 3).

2. Atherektomie

Die 1985 erstmals beschriebene Atherektomie nach Simpson [5] findet zunehmende Verbreitung. Der methodisch bedingte Vorteil der Entfernung von stenosierendem Material (gegenüber der Dislokation bei PTA) läßt

hoffen, mit einer geringeren Wiederverschlußrate arbeiten zu können. Durch Atherektomie können weiterhin Stenosen beseitigt werden, die durch PTA nur unzureichend therapierbar sind. Histologische Untersuchungen der Exzidate sind möglich.
KÜFFER et al. haben über erste Ergebnisse bei 43 Patienten berichtet [6]. Bei keinem Patienten traten ernsthafte Komplikationen auf. Zwei kleine periphere Embolien (Arteria iliaca interna und Truncus tibiofibularis) blieben ohne klinisches Korrelat.
Die Atherektomie ermöglicht auch eine histologische Untersuchung der Gewebeexzidate.

Durchgängigkeit

Die Durchgängigkeitsrate bei zwölf iliakalen Stenosen, 48 Stenosen der Arteria femoralis und neun Stenosen der Arteria poplitea betrug nach sechs Monaten (angiographisch nachgewiesen) 78,7 %.
Abb. 4 zeigt eine Atherektomie bei Rezidivstenose nach PTA.

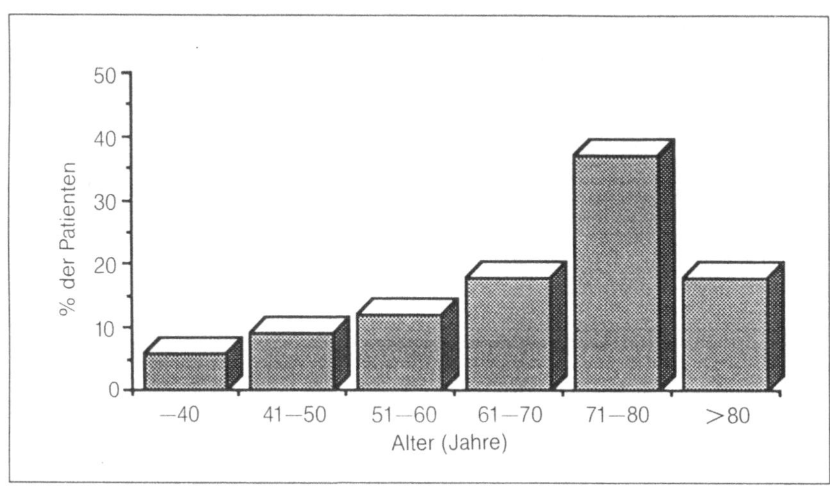

Abb. 3: Lokale Lyse: Alter der Patienten

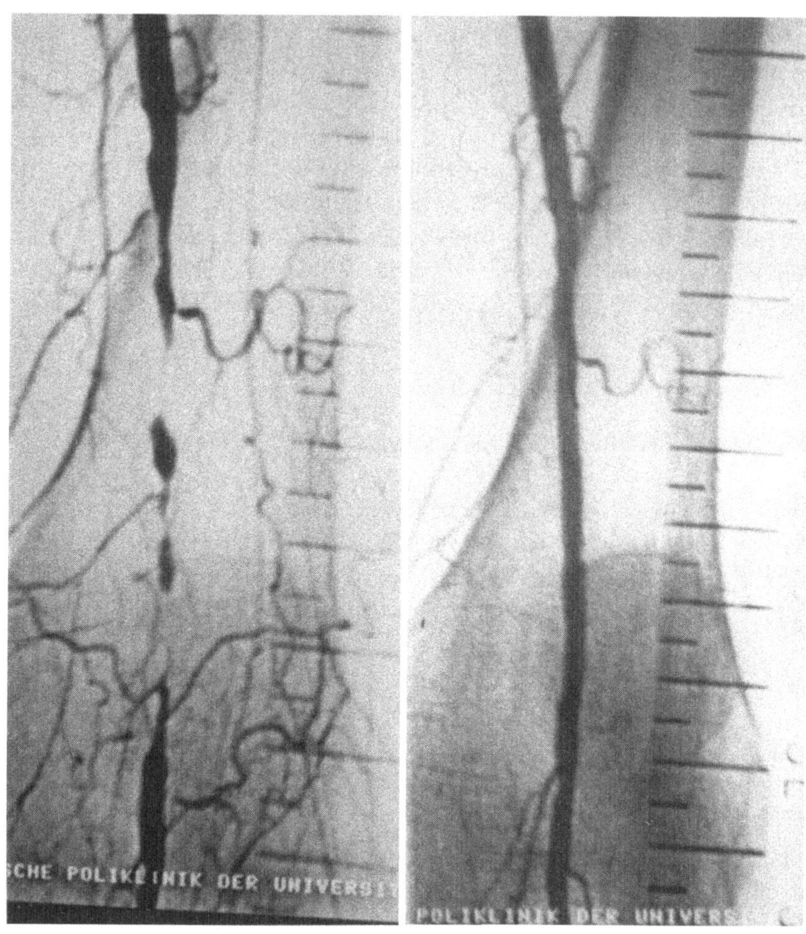

Abb. 4: Atherektomie einer Rezidivstenose der Arteria femoralis superficialis und poplitea

Zusammenfassend kann festgestellt werden, daß die perkutane Simpson-Atherektomie nicht als Konkurrenzverfahren zur Ballondilatation anzusehen ist: Es zeigen sich spezielle Indikationen (exzentrische Stenose, Rezidivstenose). Vor allem nach nicht erfolgreicher Ballondilatation kann das Ergebnis durch eine Atherektomie gesichert werden. Um beurteilen zu können, ob die Reverschlußrate der Atherektomie geringer ist als die der PTA, müssen Langzeituntersuchungen abgewartet werden.

Stent-Implantation

Die Implantation von Gefäßstützen stellt eine neue nichtchirurgische Möglichkeit dar, vor allem im Iliakalbereich nichtdilatierbare Verschlüsse und Stenosen zu rekanalisieren. Das Verfahren ist nach der ersten Publikation einer Multicenterstudie mit 171 Behandlungen unter der Leitung von PALMAZ [7] aus dem experimentellen Stadium herausgetreten.
Hauptindikationen zur Stent-Implantation sind nach bisherigen Erfahrungen die erfolglos dilatierte langstreckige Stenose und der Verschluß im Bereich der Arteria iliaca.
Abb. 5a, b zeigen die Stentimplantation bei einer komplizierten, ulzerösen Stenose der Arteria iliaca externa.

Tab. 5: Indikation zur Stent-Implantation

4 ×	Verschluß der Arteria communis
4 ×	Rezidivstenose nach PTA (6–18 Monate)
3 ×	Wandmorphologie (Segel, Ulkus)
16 ×	Unbefriedigendes PTA-Ergebnis

Wir haben mit bislang 32 Stent-Implantationen in 27 Gefäßen Erfahrung. Die Indikationen zeigt Tab. 5.
Im mittleren Beobachtungszeitraum von elf Monaten trat bei 27 Stent-Implantationen kein Rezidiv auf.

Zusammenfassung

Die genannten Verfahren stehen nicht miteinander oder mit der Katheterdilatation in Konkurrenz. Für jedes hier dargestellte Verfahren ergeben sich eng umrissene Indikationsgebiete.

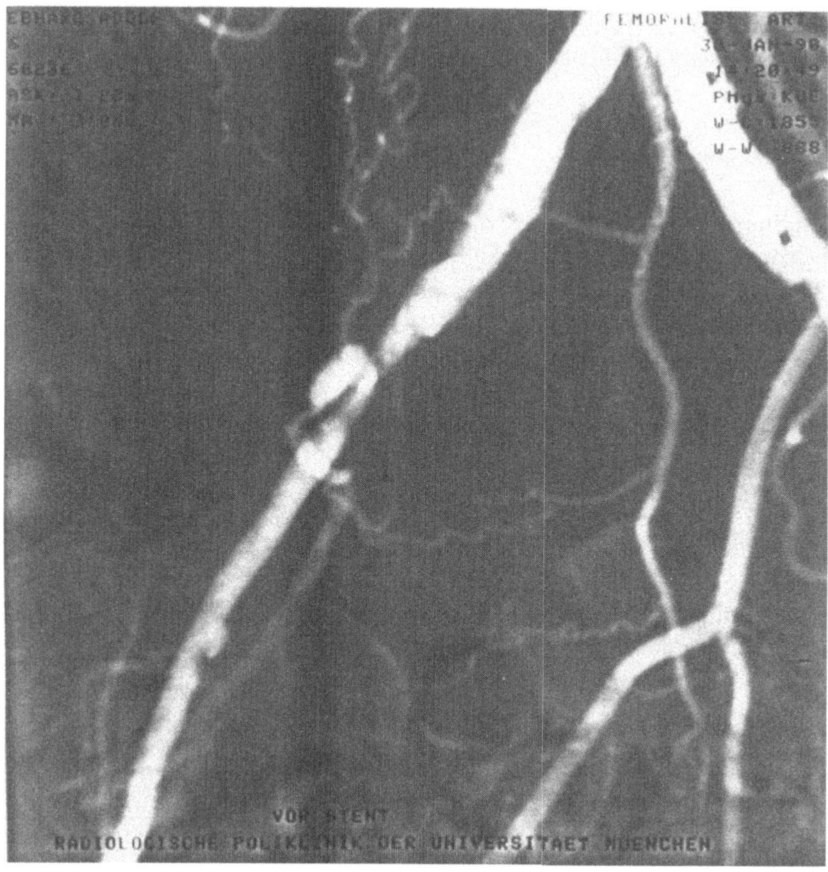

Abb. 5a: Komplizierte, ulzeröse, symptomatische Stenose der Arteria iliaca externa vor

Die *lokale Lyse* bietet sich vor allem bei embolischen Verschlüssen mit Beteiligung der Trifurkation an.
Durch die *Katheter-Embolektomie* kann iatrogen verschlepptes oder primär embolisiertes Material aspiriert werden. Die Embolektomie kann auch bei peripheren Embolien als Komplikation anderer Katheterverfahren eingesetzt werden.
Die *Atherektomie* soll vor allem bei nichtdilatierbaren exzentrischen Steno-

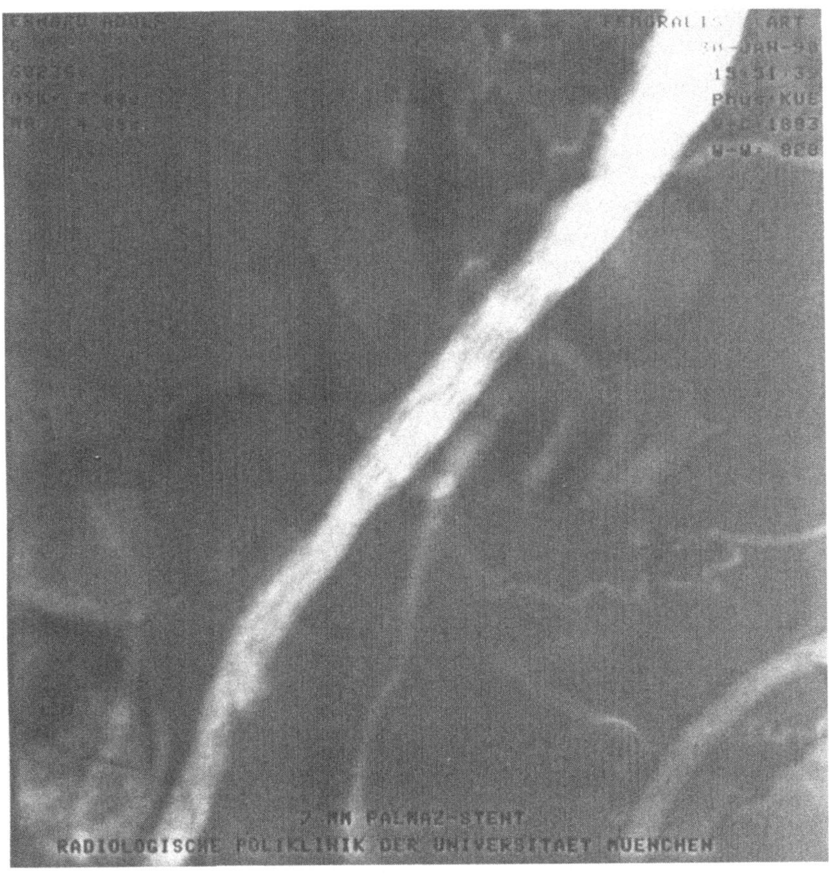

Abb. 5b: und nach Implantation eines Palmaz-Stents

sen bzw. bei Rezidivstenosen der Arteria femoralis superficialis und poplitea eingesetzt werden.

Die Implantation von *Gefäßstützen* hat ihre Hauptindikation vor allem im Beckenbereich bei nicht ausreichend dilatierbaren Veränderungen. Langzeitergebnisse müssen für Atherektomie und Stent-Implantation noch abgewartet werden. In vergleichenden Studien ist zu prüfen, ob die primäre Atherektomie in bezug auf die Rezidivrate der Ballondilatation auch bei nichtexzentrischen Stenosen überlegen sein kann.

Literatur

1. Hess H, Ingrisch H, Mietaschk A, Rath H. Local low-dose thrombolytic therapy of peripheral arterial occlusions. N Engl J Med 1982; 307: 1627—1630.

2 Stiegler H, Bilderling v P, Welter HF, Thetter O, Becker HM. Angiographische Veränderungen der Arterienwand nach Embolektomie der unteren Extremität. Angio Archiv 1984; 6: 161—164.

3 Wuttge RM, Küffer GV, Rühtlein Y, Spengel FA. Perkutane transluminale Katheterthrombembolektomie: eine ergänzende Methode der lokalen Katheterlyse. CorVas 1988; 2: 93—96.

4 Berridge DC, Makin GS, Hopkinson BR. Local low dose intra-arterial thrombolytic therapy: the risk of stroke or major haemorrhage. Br J Surg 1989; 76: 1230—1233.

5 Simpson JB, Johnson DE, Thappliyal HV, Marks DS, Braden LJ. Transluminal Atheractomy: A new approach to the treatment of atherosclerotic vascular disease. Circulation 1985; 72 (Suppl 2): 2—146.

6 Küffer G, Spengel FA, Hansen R, Pfluger TH, Nathrath W. Simpson-Atherektomie peripherer Arterien: Frühergebnisse und Nachkontrollen. Fortschr Röntgenstr 1990; 153,1: 61—67.

7 Palmaz JC et al. Placement of balloon-expandable intraluminal stents in iliac arteries: First 171 procedures. Radiology 1990; 174: 969—975.

Diskussion Prof. Spengel

Prof. Landgraf:
Sie zeigen sehr gute Ergebnisse der Stent-Implantation im Bereich der Beckenstrombahn. Wie ist die Implantation von Stents in die A. femoralis superficialis zu beurteilen? Man könnte sich vorstellen, daß hier eine wesentlich stärkere Intimahyperplasie resultiert und es zu einem schnellen Reverschluß kommt.

Prof. Spengel:
Die Ergebnisse der Stents im Oberschenkelbereich sind sehr enttäuschend. Die beiden von uns in Notfallaktionen eingesetzten Stents sind nach kurzer Zeit wieder verschlossen, ähnliche Ergebnisse haben andere Arbeitsgruppen. Offensichtlich muß ein ausreichender Gefäßquerschnitt vorhanden sein, wie in der A. iliaca, damit die Stentimplantation auch langfristig erfolgreich ist.

Prof. Landgraf:
Einige Radiologen sehen dies anders. Sie sind sehr invasiv und bauen vor allem in der Beckenstrombahn primär Stents ein. Angeblich haben diese gute Ergebnisse. Ich kann das nicht nachvollziehen, ein Stent ist ein Fremdkörper, der eingebaut wird und nur chirurgisch wieder entfernt werden kann.

Prof. Spengel:
Die publizierten Daten sprechen von einer 56 %igen Wiederverschlußrate in den ersten zwei Wochen im Oberschenkelbereich. Die Ergebnisse im Bereich der Beckenarterien sind wesentlich besser.

Antwort:
Ja, das kommt mir realistisch vor.

Prof. Diehm:
Wir haben einen einzigen distalen Stent vor einem Jahr bei einer extremen Form einer dilatierten Arteriopathie gelegt. Der Patient hatte eine Flappy Lesion, das Gefäß dilatierte, verschloß sich, dilatierte wieder usw. Das war aber eine absolute Ausnahmesituation.

Chancen und Grenzen der Bewegungstherapie bei peripherer arterieller Verschlußkrankheit

C. Diehm

Universitäts-Klinik, Med. Klinik III,
Heidelberg

Einleitung

Die aktive Bewegungstherapie ist die älteste und wirkungsvollste Behandlungsform der peripheren arteriellen Verschlußkrankheit (AVK) im Stadium der Claudicatio intermittens [2, 5, 12, 13, 15, 16, 19, 25, 26, 31, 34]. Der Heidelberger Internist W. Erb empfahl bereits 1898 als Mittel der Wahl „forciertes Gehen", der Angiologe Max Ratschow entwickelte als Trainingsmethode erstmals spezielle Rollübungen, die er aus seiner Lagerungsprobe entwickelt hat.
Hauptziel eines Geh- und Bewegungstrainings ist die Förderung körpereigener Kompensationsmechanismen zur Verbesserung der eingeschränkten Belastungsfähigkeit. Die absolute und die schmerzfreie Gehstrecke der Claudicatio-Patienten soll verlängert oder die leichteste Form der Claudicatio, das sog. „walking through-Phänomen" erreicht werden.

Wirkungsmechanismen

Die Übungsbehandlung führt zu hämodynamischen, metabolischen und morphologischen Veränderungen bestimmter Muskelgruppen sowohl beim Gesunden als auch beim Claudicatio-Patienten. Es gilt heute als gesichert, daß die Zunahme der schmerzfreien Gehstrecke nicht einem verbesserten peripheren Blutfluß nach Training zugeschrieben werden kann. Untersuchungen mittels Venenverschlußplethysmographie und Xenon-133-Clearance-Studien haben demonstriert, daß die Zunahme der Leistungs-

fähigkeit der Patienten nicht durch eine verbesserte Durchblutungssituation erklärt werden kann [20, 21, 28].
Vor allem schwedische Untersuchungen haben gezeigt, daß die metabolische Aktivität des trainierten Skelettmuskels gegenüber dem untrainierten auch bei Patienten mit peripheren arteriellen Verschlüssen gesteigert ist. Durch eine erhöhte Aktivität oxidativer Enzyme im Muskel (z. B. Succinyloxidase) wird die Energiebereitstellung verbessert [4, 20, 21]. Es ist bekannt, daß die Succinylaktivität und die 14-C-Kohlendioxidinkorporation in Glykogen und Lipide bei Claudicatio-Patienten direkt mit dem Trainingszustand korrelieren. Analog konnten Untersuchungen von HOLM und Mitarbeiter zeigen, daß sich durch eine erfolgreiche gefäßrekonstruktive Operation die erhöhte Stoffwechselkapazität sehr bald wieder normalisiert. Aufgrund dieser Beobachtung wird auch gefordert, daß Patienten nach einer erfolgreichen Gefäßrekonstruktion operativ oder durch PTA (perkutane transluminale Angioplastie) unbedingt ein Trainingsprogramm beginnen sollten. Nur so bleibt eine optimierte metabolische Kapazität der Muskulatur erhalten [20, 21].
Sportmedizinische Untersuchungen haben darauf hingewiesen, daß durch eine regelmäßige Übungsbehandlung die Gehtechnik, also die motorischen Hauptbeanspruchungsformen Koordination und Flexibilität, verbessert wird [32].
Der Wirkungsgrad der Muskeldurchblutung wird durch eine verbesserte Ökonomie im Sinne einer Blutumverteilung zugunsten minderperfundierter Gebiete erhöht [1, 36]. Auch eine verbesserte Kapillarisierung dürfte eine wichtige Rolle spielen [1]. Neuere Befunde demonstrieren günstige Effekte eines Ausdauertrainings auf die Blutfließeigenschaften bei Claudicatio-Patienten. Ein tägliches intensives Ausdauertraining induziert eindrucksvolle hämorheologische Veränderungen, wie eine Abnahme der Vollblutviskosität infolge Abnahme der Erythrozytenaggregation und Steigerung der Erythrozytenverformbarkeit [11, 12, 14, 16]. Als Mitursache für eine Zunahme der Schmerztoleranz wird von einigen Autoren auch eine psychologisch bedingte Zunahme der Schmerztoleranz postuliert [6]. Dieser Faktor ist allerdings eher von theoretischer Bedeutung und bislang noch nicht genügend belegt [5].
Eigene Untersuchungen zeigen, daß eine Übungsbehandlung bei Claudicatio-Patienten auch die Glukosetoleranz und eine meist vorhandene Hyperinsulinämie verbessern und nahezu alle weiteren Risikofaktoren der Arterioskleroseentstehung günstig beeinflussen [12, 14, 22].

Angestrebt wird also auch eine Änderung des risikoreichen Lebensstils mit Gewichtsreduktion, gesunder Ernährung und der gerade für diese Patienten so wichtigen Einstellung des Nikotinabusus. Allerdings kann ein regelmäßiges Training nur die klinische, wahrscheinlich aber nicht die morphologische Progredienz aufhalten oder verbessern.

Als Ursache für die verlängerte Gehstrecke unter einem Intervall- oder Ausdauertraining kommen die in Tabelle 1 aufgelisteten Faktoren in Betracht:

Tab. 1: Mechanismen der Verlängerung der schmerzfreien Gehstrecke durch Training

- Verbesserung der Gehtechnik (Koordination und Flexibilität),
- gesteigerte Aktivität oxidativer Enzyme (Vergrößerung und Vermehrung der Mitochondrien),
- Verbesserung der Sauerstoffutilisation,
- Optimierung der kollateralen Blutverteilung und verbesserte Kapillarisierung des peripheren Muskels,
- günstige Beeinflussung der Hämorheologie,
- Zunahme der Schmerztoleranz,
- günstige Beeinflussung sämtlicher Risikofaktoren arteriosklerotischer Gefäßerkrankungen,
- Beeinflussung der Hämostase und der fibrinolytischen Aktivität.

Psychologische und psychosomatische Aspekte

Haupteffekt der Trainingsbehandlung aus psychosomatischer Sicht ist die Verbesserung der gesamtpsychischen Situation des Patienten [3, 6]. WEINGARTEN und Mitarbeiter und KNOBLOCH konnten mittels psychologischer Tests quantifizierbare, erste Hinweise auf eine deutlich positive Beeinflussung der persönlichen Befindlichkeit wie auch positive Veränderungen im Persönlichkeitsbild der Patienten feststellen, die an Herz- bzw. AVK-Trainingsgruppen teilnahmen. Dies betraf insbesondere Aspekte wie Angsterleben, die eigene Kontrollüberzeugung sowie die „allgemeine Grundstimmung“ [12]. Durch die Einbeziehung von Entspannungsmethoden in das Übungsprogramm (autogenes Training, progressive Muskelentspannung) ist, wie aus der Arbeit mit ambulanten Herzgruppen bekannt ist, eine psychophysiologische Entspannung möglich. Diese Effekte führen nach und nach auch zu einer gelassenen Haltung gegenüber zwischenmenschlichen Kontakten im Alltag. Die genannten Mechanismen können zu einer Neuorientierung im Leben des Patienten und damit auch zu sehr wichtigen Veränderungen im konkreten Verhalten, z. B. der Reduktion von Streß oder der Aufgabe von Fehlernährung, beitragen.

Indikation zur Übungsbehandlung

Die Indikation zur Bewegungstherapie ist bei AVK-Patienten im Stadium II nach Fontaine — auch nach gefäßrekonstruktiven Eingriffen — gegeben, sofern sich aus der Anamnese (Alter, Beruf, Hobby, Leidensdruck) keine Indikation zu invasiven Therapiemaßnahmen ergibt. Die kardiale Leistungsfähigkeit sollte nicht unter 75 Watt bzw. 1 Watt/kg Körpergewicht liegen. Auch im Stadium III nach Fontaine mit typischen nächtlichen Ruheschmerzen ist im Gegensatz zu einem früheren Dogma Bewegungstherapie tagsüber oft möglich. Häufig gelingt es, gerade durch eine leichte Übungsbehandlung den Patienten wieder in das Stadium der Claudicatio zurückzuführen. Es gibt sogar Untersuchungen, die belegen, daß auch im Stadium der kritischen Ischämie, also beim Vorliegen von Ulzerationen, eine leichte Trainingsbehandlung durchgeführt werden kann [17]. Übrigens war auch schon Ratschow der Auffassung, daß „schon Kranke mit demarkierten trockenen Nekrosen oder mit Ulcerationen zu einem Training heranzuziehen seien“. Es besteht allerdings heute Konsens darüber, daß im Stadium IV der AVK eine Trainingsbehandlung als kontraindiziert angesehen wird.

Grenzen der Bewegungstherapie

Bislang war nicht klar, wie hoch der Anteil der Patienten ist, bei denen die Bewegungstherapie kontraindiziert ist. Daten zur Compliance lagen ebenfalls nicht vor. Eine aktuelle Umfrage ergab, daß ca. 67 % aller Claudicatio-Patienten mit physikalischen Methoden behandelbar sind. Bei ca. 33 % der

Patienten ist eine Bewegungstherapie wegen Begleiterkrankungen nicht möglich. Von den therapierbaren Patienten nehmen 40 % das Angebot nicht wahr. Von den Patienten, die das Angebot wahrnehmen, beteiligen sich nur ca. 29 % sporadisch an den einzelnen Übungsstunden [9].

Koinzidenzuntersuchungen haben gezeigt, daß 50 % der Patienten im Stadium II der AVK eine relevante koronare Herzkrankheit aufweisen. Fast 70 % haben signifikante Plaques im Karotisstromgebiet. Diese Begleitkrankheiten erklären auch die um zehn Jahre verminderte Lebenserwartung bei Claudicatio-Patienten im Vergleich zu einer Kontrollgruppe. Begleiterkrankungen müssen natürlich auch bei der Eingliederung der Patienten in AVK-Gruppen berücksichtigt werden. Die wichtigsten Hinderungsgründe für die Eingliederung der Patienten in AVK-Gruppen gehen aus Tabelle 2 hervor.

Tab. 2: Hinderungsgründe für die Eingliederung von Patienten in AVK-Trainingsgruppen

- Alter der Patienten,
- Motivation,
- Compliance,
- Verfügbarkeit von AVK-Gruppen,
- Unannehmlichkeiten des Trainingsortes (z. B. Erreichbarkeit und Parkprobleme),
- negative Einschätzung der Effekte von sportlichen Übungen,
- Probleme mit Arbeit und Familie, insbesondere mangelnde Unterstützung durch den Partner,
- *Begleiterkrankungen*
  - gleichzeitige koronare Herzkrankheit (KHK) (>50 %),
  - kardiorespiratorische Insuffizienz,
  - Erkrankungen des Bewegungsapparates,
  - neurologische Erkrankungen

Kontraindikationen

Kontraindiziert ist ein Gefäßtraining bei fortgeschrittenen Durchblutungsstörungen mit Zeichen der Ruheinsuffizienz (kritische Ischämie) oder leistungslimitierenden Allgemeinerkrankungen (Tab. 3).

Tab. 3: Relative und absolute Kontraindikationen zur Bewegungstherapie bei AVK

- Koronare Herzkrankheit mit stabiler, vor der Claudicatio einsetzender Angina pectoris und instabiler Angina pectoris (Beachte: Koinzidenz KHK/AVK >50 %),
  Befund eines Belastungs- und Langzeit-Elektrokardiogramms sollte bekannt sein,
- Zustand nach Herzinfarkt in den letzten drei Monaten und höhergradige Vitien (z. B. Aortenstenose),
- maligne Herzrhythmusstörungen (LOWN IV b),
- chronisches Cor pulmonale mit Insuffizienzzeichen,
- nicht einstellbarer Hypertonus,
- akute Infektionen,
- hochgradige Karotisstenosen von hämodynamischer Relevanz mit zerebralen Ausfallserscheinungen,
- schwere Arthrosen und akute entzündliche Gelenkerkrankungen,
- vertebragen ausgelöste Claudicatiosymptomatik,
- bekannte und rezidivierende Netzhautblutungen und -ablösungen.

Ambulante Claudicatio-Gruppen

Kontrolliertes Gefäßtraining konnte bislang nur in spezialisierten Rehabilitationskliniken durchgeführt werden. Im Praxisalltag beschränkte man sich darauf, durch Ausgabe von kleinen Broschüren mit Trainingsbeschreibungen zu helfen. Die zunehmende Anzahl von Patienten mit Claudicatio intermittens und die immer häufigere rechtzeitige Diagnostik führten dazu, daß Praktiker und Kliniker vor wenigen Jahren neue ambulante Therapiekonzepte entwickelten. Es entstanden analog den Herzgruppen ambulante Gefäßsportgruppen, die eine umfassende Rehabilitation der AVK-Patienten zum Ziel haben. Die Organisation geschieht über die Integration der Gruppen in den Behindertensportverband oder durch Gründungen von Vereinen, z. B. mit universitären Sportinstituten [12]. Neben dem ein- bis zweimaligen Training in der Gruppe sollten die Patienten ein gezieltes tägliches Heimtraining von mindestens 20—30minütiger Dauer durchführen.

Training und adjuvante medikamentöse Therapie?

Lange Zeit war nicht klar, ob sich bei austrainierten Claudicatio-Patienten mit parenteral oder oral verabreichten Medikamenten die bereits verbesserte schmerzfreie und maximale Gehstrecke noch verbessern ließe. Empirische Befunde haben vermuten lassen, daß eine gleichzeitige adjuvante medikamentöse Therapie mit vasoaktiven Medikamenten, wie z. B. Buflomedil, die schmerzfreie und maximale Gehstrecke der Patienten mit Claudicatio intermittens verlängern kann [27]. Eine kontrollierte Untersuchung hat gezeigt, daß eine Infusionsbehandlung mit Medikamenten wie Buflomedil, Naftidrofuryl und Prostaglandin E1 die symptomlimitierte Gehstrecke über den erreichten Gehstreckenzuwachs hinaus durch Training nochmals verdoppeln kann [13].

Insgesamt 48 Patienten mit Claudicatio intermittens im Stadium IIb wurden in die Studie aufgenommen. Die Beschwerden bestanden seit mindestens einem Jahr, die Gefäßverschlüsse waren angiographisch dokumentiert.

Vor Aufnahme des Trainingsprogramms sollte die schmerzfreie Gehstrecke zwischen 50 und 100 m betragen, danach nicht über 250 m. Das Training wurde zweimal pro Woche unter Anleitung von Physiotherapeuten (Sportstudenten) durchgeführt. Die Patienten wurden angehalten, zu Hause ebenfalls täglich zu üben. Nach Abschluß der Trainingsperiode erfolgte eine 14tägige wash-out-Phase. Die Patienten erhielten randomisiert drei Wochen täglich entweder 60 µg Prostaglandin E1 oder 600 mg Naftidrofuryl i.v., jeweils in 250 ml NaCl über zwei Stunden infundiert. Die Kontrolle der Gehstrecke auf dem Laufband (10 % Steigung; 3,5 km/h) erfolgte zu mehreren Zeitpunkten während der Trainingsperiode, der Therapiephase und im Nachbeobachtungszeitraum (Abb. 2).

Durch das Training konnte im Mittel eine Verdoppelung der schmerzfreien

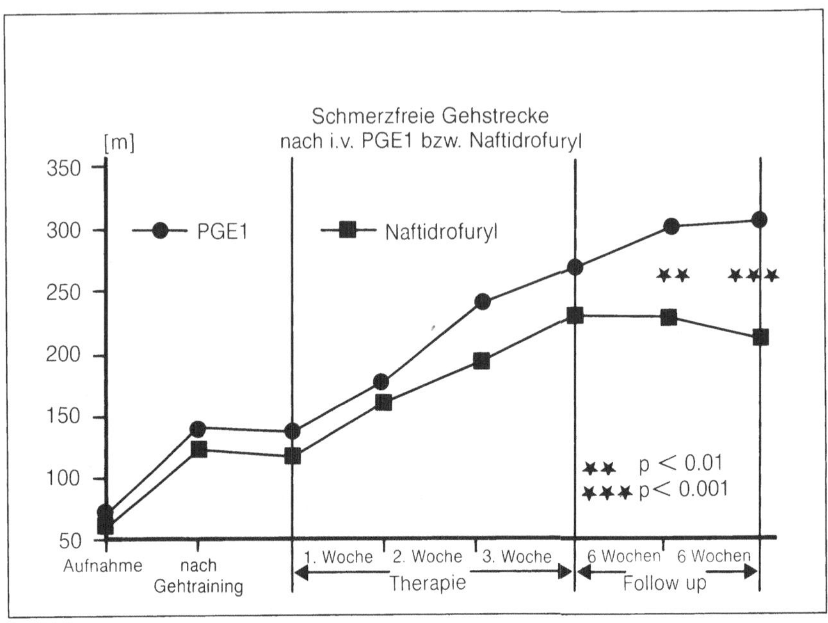

Abb. 1: Entwicklung der schmerzfreien Gehstrecke

Gehstrecke erreicht werden (Abb. 1). Eine zusätzliche Verbesserung der Gehstrecke zeigte sich während und nach der dreiwöchigen Therapiephase mit beiden Medikamenten. In der PGE1-Gruppe nahm die schmerzfreie Gehstrecke von 136 auf 270 m zu. Die mit Naftidrofuryl behandelten Patienten konnten ihre schmerzfreie Gehstrecke von 117 auf 230 m steigern. Es bestand kein signifikanter Unterschied zwischen beiden Gruppen. Im Nachbeobachtungszeitraum (sechs Wochen und drei Monate nach Infusionsende) nahm bei Patienten der PGE1-Gruppe die schmerzfreie Gehstrecke im Mittel noch von 270 auf 306 m zu. In der Naftidrofuryl-Gruppe von 210 auf 230 m (Mittelwerte). Der Unterschied zwischen beiden Gruppen war statistisch signifikant.

Diese Untersuchung zeigt, daß auch unter kontrollierten Bedingungen ausdauertrainierte Patienten mit Claudicatio intermittens durch eine intravenöse Infusionsbehandlung mit Naftidrofuryl und Prostaglandin E1 ihre schmerzfreie Gehstrecke entscheidend erweitern können. Dies konnten übrigens Gottstein et al. [18] auch für Buflomedil nachweisen.

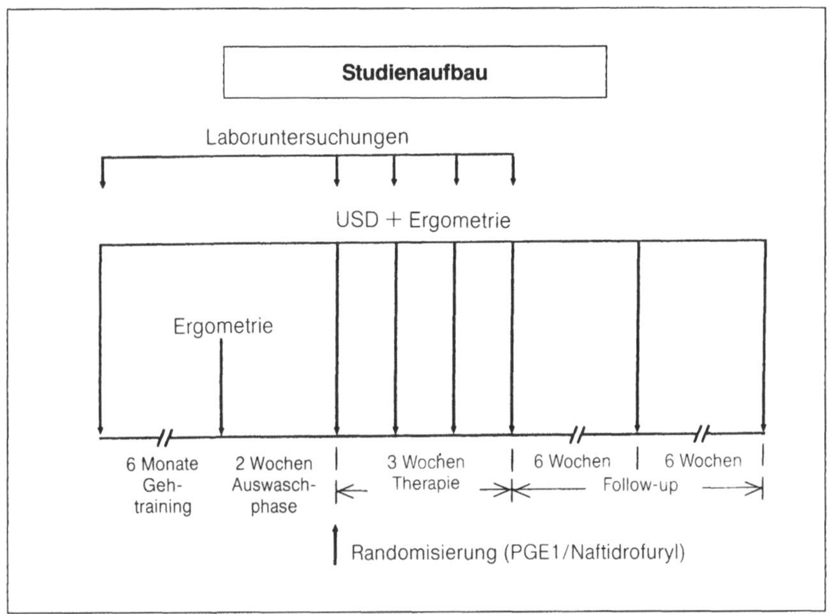

Abb. 2: Studienaufbau

Konservative Therapie oder lumeneröffnende Maßnahmen?

Im Stadium der Claudicatio intermittens besteht keine akute Gefährdung der Extremität. Bei der konservativen Therapie liegt die Gefahr eines Extremitätenverlustes nach mehreren Untersuchungen bei 2—8 % in den nächsten zwei bis acht Jahren [8, 23, 29,31]. Ob bei Claudicatio intermittens eine lumeneröffnende Behandlung durchgeführt werden sollte oder nicht, hängt von mehreren Faktoren ab. Zunächst von der beruflichen Situation. Die Indikation zur Durchführung einer PTA oder eines chirurgischen Verfahrens wird man bei einem 50jährigen Briefträger oder Bergbauer anders beurteilen als bei einem 70jährigen Rentner. Hier spielt natürlich auch die sportliche Aktivität in der Freizeit eine wichtige Rolle. Man wird immer eine ausgewogene Nutzen-Risiko-Abwägung vornehmen. Allerdings ist man bei der Indikation einer wenig gefährdenden PTA heute weniger zurückhaltend als beispielsweise für die Anlage eines autologen Venenbypasses. Je mehr man in den letzten Jahren erkannte, wie gut Claudicatio-Patienten konservativ behandelbar, insbesondere trainierbar sind, um so seltener ist die primäre Bypassoperation geworden. Dies gilt insbesondere für die femoro-poplitealen Bypasses [7, 10, 24, 30, 33, 35].

Literatur

1 Andersen P, Henriksson J. Capillary supply of the quadriceps femoris muscle of man: adaptive response to exercise. J Physiol 1977; 270: 677.

2 Andriesen MP, Barendsen GJ, Wouda AA, De Pater L. Changes of walking distance in patients with intermittent claudication during six month intensive physical training. Vasa 1989; 18: 63.

3 Buchwalsky R, Schnellbacher R, Roskamm H, Barmeyer J. Langzeiteffekte bei chronischer Ischämie. Med Welt 1974; 25: 83.

4 Bylund AC, Hammarsten J, Hilm J, Schersten T. Enzyme activities in skeletal muscles from patients with peripheral arterial insufficiency. Eur J Clin Invest 1976; 6: 425.

5 Cachovan M, De Marees H, Kunitsch G. Einfluß von Intervalltraining auf die Leistungsfähigkeit und periphere Durchblutung bei Patienten mit Claudicatio intermittens. Z Kardiol 1976; 65: 54.

6 Clifford PC, Davies PW, Hayne JA, Baird RN. Intermittent claudication: Is a supervised class worth while? Br Med J 1980; 6: 1503.

7 Creasy TS, Mcmillan PJ, Fletcher EW, Collin J, Morris PJ. Is percutaneous transluminal angioplasty better than exercise for claudication? Preliminary results from a prospektive randomised trial. Eur J Vasc Surg 1990; 4: 135.

8 Cronenwett JL, Werner KG, Zelenock GB et al. Intermittent claudication: surgical significance. Arch Surg 1984; 119: 430.

9 De La Haye R, Diehm C, Rettig K, Kuntz G. Eine epidemiologische Untersuchung zum Einsatz von Gefäßsport bei der arteriellen Verschlußkrankheit. Abstr. 19. Jahrestagung der Deutschen Gesellschaft für Angiologie, Aachen 1990.

11 Diehm C, Gallasch G, Seyfried W, Schettler G. Hemorrheological changes by physical training. Eur Heart J 1984; 5: 138.

12 Diehm C, Gerlach HE (Hrsg). Bewegungstherapie bei peripheren arteriellen Durchblutungsstörungen. Zuckschwerdt: München 1987.

13 Diehm C, Kühn, Andrea, Strauss R, Hübsch-Müller, Claudia, Kübler W. Effects of regular physical training in a supervised class and additional intravenous prostaglandin E 1 and naftidrofuryl infusion therapy in patients with intermittent claudication. Vasa (Suppl) 1989; 28: 26.

14 Diehm C. Kohlenhydrat- und Fettstoffwechsel bei Normalpersonen und Patienten mit peripherer arterieller Verschlußkrankheit. Auswirkungen eines Ausdauertrainings. Vasa (Suppl) 1984; 13: 1.

15 Ekroth R, Dahllöf AG, Gundevall B, Holm J, Schersten T. Physical training of patients with intermittent claudication: Indications, methods and results. Surgery 1978; 84: 640.

16 Ernst E. Physical exercise for peripheral vascular disease. A review. Vasa 1987; 16: 227.

17 Foley WT. Treatment of gangrene of the feet and legs by walking. Circulation 1957; 15: 689.

18 Gottstein P, Schollmayer E. Additive Wirkung von Buflomedil bei gleichzeitigem Training. Z Allgemeinmed 1987; 63 (28): 836–839.

19 Grüntzig A, Schlumpf M, Bollinger A. Ergometrie und Ergotherapie bei arteriellen Durchblutungsstörungen. Ergebnisse des Gehtrainings, kontrolliert durch ergometrische und hämodynamische Parameter einer follow-up-Studie von 3 Jahren. 13. Jahresversammlung der Schweizerischen Ges. f. Angiologie. Zürich 1974.

20 Holm J. Björntorp P, Schersten T. Metabolic activity in human skeletal muscle. Effect of peripheral arterial insufficiency. Eur J Clin Invest 1972; 2: 321.

21 Holm J, Dahllöf AG, Björntorp P, Schersten T. Enzyme studies in muscles of patients with intermittent claudication. Effect of training. Scand J Clin Lab Invest (Suppl. 128) 1973; 31: 201.

22 Hollmann W. Grundsätzliche Trainingsmöglichkeiten des Skelettmuskels aus der Sicht der Bewegungstherapie bei peripheren arteriellen Durchblutungsstörungen. In: Hollmann W. Aktuelle Probleme in der Angiologie, Bd. 18, Metabolische und hämodynamische Trainingseffekte bei normaler und gestörter Muskeldurchblutung. S. 9. Bern 1973.

23 Jelnes R, Gaardsting O, Hougaard-Jensen K, Backgaard-Tonnesen KH, Schroeder T. Fate in intermittent claudication: outcome and risk factors. Br Med J 1986; 293: 1137.

24 Johnson EC, Voyles WF, Atterbom HA, Pathak D, Sutton MF, Greene ER. Effects of exercise training on common femoral artery blood flow in patients with intermittent claudication. Circulation 1989; 80: III 59.

25 Jonason T, Jonzon B, Ringquist I, Öman-Rydberg A. Effect of physical training on different categories of patients with intermittent claudication. Acta Med Scand 1979; 206: 253.

26 Jonason T, Ringquist I. Prediction of the effect of training on walking tolerance in patients with intermittent claudication. Scand J Rehabil Med 1987; 19: 47.

27 Kiesewetter H, Jung F, Blume J, Bulling B, Gerhards M. Conservative drug therapy and walking exercise in stage II b peripheral arterial occlusion disease. Klin Wochenschr 1986; 64: 1061.

28 Larsen OA, Lassen NA. Effect of daily muscular exercise in patients with intermittent claudication. Lancet 1966; 2: 1093.

29 Lundgren F, Dahllöf AG, Lundholm K, Schersten T, Volkmann R. Intermittent claudication — Surgical reconstruction or physical training. Ann Surg 1989; 209: 346.

30 Müller-Bühl U, Diehm C, Sieben U, Berger B, Schuler G, Zimmermann R,

SCHEUERMANN W, HEUCK CC, MÖRL H, KÜBLER W, SCHETTLER G. Prävalenz und Risikofaktoren von peripherer arterieller Verschlußkrankheit und koronarer Herzkrankheit. Vasa (Suppl. 4) 1987.

31 RADACK K, WYDERSKI RJ. Conservative management of intermittent claudication. Ann Intern Med 1990; 113: 135.

32 SCHOOP W. Mechanisms of beneficial action of daily walking training of patients with intermittent claudication. Scand J Clin Lab Invest (Suppl. 138) 1973; Vol 31: 197.

33 RUCKLEY VC. Claudication. Br Med J 1986; 292: 970.

34 SKINNER JS, STRANDNESS DE. Exercise and intermittent claudication. II. Effects of physical training. Circulation 1967; 36: 23.

35 SLADEN JG, GILMOUR JL. Fate of claudicants after femoro-popliteal vein bypass: prospective, long term follow-up in 100 patients. Can J Surg 1985; 28: 40.

36 ZETTERQUIST S. Effects of daily training on the nutritive blood flow in exercising ischemic legs. Scand J Clin Lab Invest 1970; 25: 101.

Diskussion Prof. Diehm

Frage:
Setzen Sie das Pedalergometer bei Ihren Patienten ein?

Prof. Diehm:
Wir setzen es ein. Es gibt Patienten, ältere Patienten, die sehr gerne am Pedalergometer arbeiten. Ich habe mittlerweile das dritte Gerät angeschafft und damit positive Erfahrungen. Man kann die Patienten aber auch einfache Zehenstände ohne Gerät machen lassen.

Dr. Jung:
Wir haben 100 dieser Geräte zur Verfügung gestellt bekommen und haben sie den Patienten nach Hause gestellt. Die trainierten beim Fernsehen usw. tatsächlich darauf. Wir haben jetzt, nach sechs Monaten, einen Leistungsnachweis durchgeführt. In der Tat zeigte sich, daß die Leistung am Pedalergometer ganz deutlich angestiegen ist. Die Gehstrecke blieb aber praktisch unverändert.

Prof. Diehm:
Ja, eine gewisse Skepsis ist sehr wichtig. Leute, die Gehtraining machen, verbessern auch die Flexibilität und ihre Koordination, sie gehen besser. Sie gehen mit weniger Kraft besser.

Prof. Landgraf:
Ich glaube, das sind zwei verschiedene Dinge. Pedalergometertraining ist ein ganz spezielles Training, das nicht unbedingt mit der Gehstrecke zu tun haben muß.

Prof. Gruß:
Wichtig sind auch die Compliance und die Motivation. Wenn man nur mit dem Pedalergometer trainieren läßt, erreicht man überhaupt nichts. Wir machen das deshalb anders: Wir arbeiten mit motivierten Sportstudenten und Pädagogikstudenten, die die Übungsgruppen leiten. Die Studenten sind im Übungsangebot außerordentlich vielfältig. Jetzt wollen die Patienten nicht mehr aus den Gruppen ausscheiden. Seit zwei Jahren akkumulieren wir Leute, die nun zum Teil Gehleistungen von 800 oder 1 000 m haben. Auch

Patienten mit Wirbelsäulenleiden, Plattfüßen, Coxarthrosen und Gonarthrosen trainieren wir trotz ihrer Bewegungsapparatschäden mit, wenn sie eine AVK und eine Gehstrecke von z. B. 150 m haben. Die Schwierigkeit ist, daß die Kassen ihr Honorar von 6,20 DM für das Gefäßtraining auf sechs Monate limitieren. Doch diese Patienten laufen zu den Kassen und sagen, das ist so toll, wir wollen weitermachen. Das akzeptieren die Kassen, und diese Leute wollen immer weiter trainieren.

Prof. Diehm:
Gut. Es sind jedoch nur 20 % zu motivieren, in die Gruppe zu kommen.

Prof. Gruß:
Ja, das stimmt. Wenn Sie sagen, nun gehen Sie mal da in die Gefäßsportgruppe, antworten die meisten: Ich bin zu alt und krank. Ich kann gar nicht.

Prof. Landgraf:
Ich finde die Idee mit den Sportstudenten sehr gut. Die sollten wir aufgreifen, denn Sportstudenten sind sehr engagiert, haben Ideen und bringen mitunter viele Übungen mit.

Prof. Gruß:
Wir führen das als Lehrveranstaltung durch, so daß die Studenten dabei die Übungsleiterlizenz für den Behindertensport erwerben können.

Dr. Jung:
Wir haben ähnliche Erfahrungen mit der Compliance wie Herr Diehm. Nur ca. 30 % der Patienten sind überhaupt interessiert. Tatsächlich nehmen etwa 10 % das Training auf.

Dr. Stastny:
Können Sie generell etwas zur Möglichkeit des Erwerbes der AVK-Trainerlizenz sagen? Gibt die Deutsche Angiologische Gesellschaft da eine generelle Empfehlung?

Prof. Diehm:
Eine Richtlinie durch die Deutsche Angiologische Gesellschaft gibt es nicht. Man darf die Anforderungen für diese AVK-Gruppentrainer auch nicht zu

hoch ansetzen, sonst gewinnt man keine. Aber es gibt jetzt immer mehr Kurse für die AVK-Trainer. Wenn Sie Herrn Gerlach in Mannheim anschreiben, erfahren Sie, wo Kurse stattfinden.

Prof. Landgraf:
Ist in Ihren AVK-Gruppen immer ein Arzt dabei?

Prof. Diehm:
Es ist bei uns nur ein Doktorand dabei. Ich kann unmöglich jeden Dienstag- und Donnerstagabend in die Gruppe gehen, das schaffe ich nicht.

Dr. Jung:
Das gleiche Problem besteht in Homburg. Wir untersuchen deshalb alle Patienten vor Beginn des Trainings kardiologisch, und während des Trainings kann ein diensthabender Arzt der Klinik immer über einen Piepser erreicht werden.

Dr. Müller-Löbnitz:
Müssen AVK-Trainer einen Koronarschein haben und reanimieren können?

Prof. Diehm:
Da wir im Moment auch Laien das Reanimieren beibringen, ist es eine wirklich unabdingbare Voraussetzung, daß die Trainer von AVK-Gruppen und Herzgruppen zumindest die Grundbegriffe der Reanimation kennen.

Prof. Landgraf:
Wie erklären Sie das walk-through-Phänomen?

Prof. Diehm:
Das ist nicht bekannt. Dafür finden Sie nirgendwo in der Literatur eine vernünftige Erklärung.

Herr Moorkamp:
Ist das möglicherweise ein psychologisches Phänomen?

Prof. Diehm:
Es ist nicht nur psychologisch, sondern die Leute haben zunächst wirklich

Schmerzen. Später sagen sie, es geht besser, ich kann diese Geschwindigkeit weitergehen. Koronarpatienten dürfen dann natürlich trotzdem nicht weitergehen. Das wäre lebensgefährlich. In der Peripherie ist das aber kein Problem.

Prof. Landgraf:
Es ist offensichtlich ein Phänomen, das bei allen ischämischen Erkrankungen stattfindet.

Prof. Diehm:
Möglicherweise hängt das mit dem völligen Aufgehen der Kollateralen zusammen.

Prof. Gruß:
Einfach weitergehen ist auch bei der peripheren AVK gefährlich. Dann kann es eventuell zum Kompartmentsyndrom kommen.

Prof. Diehm:
Also bevor man eine Faszie spalten muß, hört der Patient auf zu laufen. Das würde ich aus meiner Erfahrung heraus sagen.

Prof. Gruß:
Ich habe sogar bei einem Turnlehrer, der keinen Diabetes hatte, eine Totalnekrose des Musculus tibialis anterior erlebt, deren Ursache im hartnäckigen Weiterlaufen lag.

Prof. Diehm:
Ich sage ja nicht: „Lauf weiter“, sondern der Patient sagt uns auf dem Laufband: „Jetzt kann ich weitergehen“.

Prof. Gruß:
Gut, wenn der Patient die Erfahrung gemacht hat.

Prof. Diehm:
Wir gehen auch nicht so in den Schmerz hinein, wie das früher üblich war. Das Training war früher oft so schmerzhaft, daß der Patient eine halbe Stunde auf der Bank hocken mußte und nichts mehr tat.

Dr. Jung:
Wir machen mindestens einmal jeden Monat einen Laufbandtest und passen dann die Gehstrecke an. So geben wir die Gehstrecke vor, trainieren mit dieser Strecke eine Zeit lang und überprüfen erneut.

Dr. Scheffler:
Man sollte trotzdem vorsichtig sein, denn wenn wir die Leute ständig in die Ischämie schicken, wird die Belastbarkeit immer schlechter.

Prof. Landgraf:
Haben Sie das auch gesehen?

Dr. Scheffler:
Wir haben das nicht untersucht, aber man kennt das ja bereits vom Herzen. Wenn die Leute ständig pektanginöse Beschwerden haben, wird ihre Situation immer schlechter. Allerdings muß man sagen, daß die meisten Leute am Tag sowieso schon häufig genug in den Schmerz hineinlaufen. Deshalb muß beim Training der Schmerz nicht noch zusätzlich provoziert werden.

Medikamentöse Vasodilatation bei peripherer arterieller Verschlußkrankheit — Eine alte Kontroverse

A. Scheffler

Aggertalklinik, Engelskirchen

Zusammenfassung

Der therapeutische Wert vasodilatierender Substanzen in der konservativen Behandlung der peripheren arteriellen Verschlußkrankheit ist seit Jahren umstritten. Während dieses Therapieprinzip einerseits insbesondere im angloamerikanischen Einflußgebiet abgelehnt wird, konnte andererseits in klinischen Studien die therapeutische Wirksamkeit vasoaktiver Medikamente mit gefäßerweiternder Wirkkomponente wahrscheinlich gemacht werden. Die Hauptargumente gegen eine Vasodilatation beruhen auf den Annahmen, daß erstens die Widerstandsgefäße in erheblich durchblutungsgestörten Gewebearealen ohnehin bereits maximal dilatiert sind oder zweitens aufgrund sklerotischer Veränderungen nicht mehr in ihrem Tonus manipulierbar seien und drittens daher nur sogenannte „Steal-Effekte" herbeigeführt würden. Neuere pathophysiologische Studien haben jedoch die ersten beiden Aspekte entkräftet. „Steal-Effekte" hingegen konnten mit verschiedenen Methoden vor allem nach intraarterieller Applikation am Patienten nachgewiesen werden. Die Gegner der medikamentösen Vasodilatation beziehen sich allerdings ausschließlich auf solche Akuteffekte, wohingegen die positiven klinischen Erfahrungen auf einer längerdauernden Medikation beruhen. Es stellt sich daher u.a. die Frage, ob die zum Zeitpunkt der Substanzgabe eintretenden unerwünschten Effekte, die im übrigen ähnlich auch während des unumstrittenen Bewegungstrainings demonstrierbar sind, aufgrund der begleitenden Mehrdurchblutung der Kollateralgefäße nicht doch über eine Stimulierung des Kollateralwachstums mittelfristig zu einer Verbesserung der Kompensation und damit zu einer Durchblutungssteigerung auch in den ischämischen Zielgebieten führen können (pharmakologisches Kollateralentraining).

Einleitung

Jede Methode zur Behandlung einer peripheren arteriellen Verschlußkrankheit, sei sie nun konservativer oder invasiver Natur, hat eine Verbesserung der Blutversorgung der postokklusiven Strombahn zum Ziel, wobei je nach klinischem Stadium in der Regel eine Steigerung der Muskeldurchblutung unter Belastung oder eine Steigerung der Hautdurchblutung in Ruhe angestrebt wird. In der Hierarchie der Therapieplanung spielen anamnestisches Alter und Lokalisation der Verschlüsse sowie Möglichkeiten und vermutliche Prognose invasiver Therapiemaßnahmen eine wichtige Rolle. Die Entscheidung zu einer konservativen medikamentösen Therapie ist in dieses Schema eingebunden. Hinzu kommen spezielle Fälle, bei denen die Ursache für die Durchblutungsstörung nicht im Bereich der zuführenden größeren Transportarterien, sondern der kleineren akralen Zubringer- und Verteilungsgefäße anzusiedeln ist, die einer invasiven Therapie mit Ausnahme einer Sympathektomie (chirurgische Vasodilatation) in der Regel nicht zugängig sind.
Der therapeutische Einsatz gefäßerweiternder Substanzen gilt insbesondere in den Augen angloamerikanischer [14, 30, 31] und skandinavischer [28, 33, 49, 50] Autoren allgemein als fragwürdig oder gar kontraindiziert. Dieser pauschalen Ablehnung, die dort noch gültiges Lehrgut zu sein scheint [21], trat eine ausgewogenere, weil in der Sache differenziertere Meinungsbildung vor allem im Bereich der deutschsprachigen Angiologie gegenüber [10, 34, 57, 67]. Heute hat die Diskussion um den klinischen Wert einer medikamentösen Gefäßerweiterung in Verbindung mit neueren Ergebnissen der pathophysiologischen Grundlagenforschung andere hypothetische Wirkungsmechanismen in den Vordergrund treten lassen, obwohl deren klinische Möglichkeiten und Grenzen in vivo längst nicht so gut dokumentiert sind, wie etwa diejenigen der umstrittenen Vasodilatation. Diese alternativen Konzepte versuchen die nachgewiesene klinische Wirksamkeit der sogenannten vasoaktiven Substanzen hauptsächlich auf eine Optimierung der Mikrozirkulation zurückzuführen [27]. Verschiedene Autoren favorisieren

dabei eine Verbesserung der Fließeigenschaften des Blutes (hämorheologische Therapie), eine Aufhebung der auf eine Endothelschädigung zurückzuführenden paradoxen (d. h. vasokonstriktorischen) Effekte körpereigener vasoaktiver Stoffe (Serotonin, Katecholamine etc.), eine Senkung der Thrombozytenaggregation, eine Hemmung der pathologischen Leukozytenaktivierung in der Mikrozirkulation und der damit assoziierten Freisetzung gewebetoxischer Sauerstoffradikale oder eine Zunahme der Kapillarisierung [36, 55, 56]. Andererseits kann aufgrund der teils tierexperimentellen, teils direkt am Menschen erhobenen Befunde kaum ein Zweifel darüber bestehen, daß nahezu alle der derzeit für die medikamentöse Therapie der arteriellen Verschlußkrankheit zugelassenen, sogenannten „vasoaktiven" Substanzen eine gefäßerweiternde Wirkkomponente besitzen [57].
Dieser Beitrag beschäftigt sich daher mit einigen grundsätzlichen pathophysiologischen, pharmakologischen und klinischen Aspekten der Vasodilatation bei Patienten mit arteriellen Durchblutungsstörungen. Aufbauend auf den Konzepten der klinischen und experimentellen Angiologie und zurückgreifend auf ältere und neuere Arbeiten zu diesem Thema [10, 34, 57, 67] sollen dabei insbesondere die mittlerweile offenkundigen Widersprüche zwischen theoretischen Vorbehalten einerseits und positiven praktischen Erfahrungen andererseits diskutiert werden.

Pathophysiologische Vorbemerkungen

Wechselwirkung zwischen Kollateral- und Gewebewiderstand

Die jeder arteriellen Verschlußkrankheit zugrunde liegenden Strombahnhindernisse der zuführenden Transportarterien müssen durch Kollateralkreisläufe überbrückt werden. Für die modellhafte Beziehung zwischen hämodynamischem Widerstand und Gefäßradius ($1/r^4$) folgt aus dem Hagen-Poiseuille'schen Gesetz, daß ein Kollateralgefäß mit dem halben Durchmesser des Ursprungsgefäßes bei gleicher Länge den 16fachen Strömungswiderstand aufweist und somit theoretisch 16 parallel geschaltete Kollateralen dieses Durchmessers benötigt würden, um den Stammarterienverschluß zu kompensieren. Für die in Serie geschalteten Widerstände der Kollateralgefäße einerseits und der Arteriolen andererseits bestimmt das Verhältnis von proximalem Kollateralwiderstand zu peripherem Widerstand den Druckabfall über dem Strombahnhindernis und den damit verbleibenden postokklusiven arteriovenösen Perfusionsdruck unabhängig vom jeweiligen Gesamtfluß [24]. Aufgrund dieser Konstellation ruft eine Erniedrigung des peripheren Organwiderstandes (z. B. unter Arbeit) ohne eine adäquate Senkung des Kollateralwiderstandes zwangsläufig einen zusätzlichen Abfall des der Endstrombahn zur Verfügung stehenden Perfusionsdrucks hervor [58]. Die Hypothese, daß sich die Kollateralen den aktuellen peripheren Durchblutungserfordernissen stets scherkraftgesteuert optimal anpassen, bedarf nach wie vor des experimentellen Beweises. Hingegen konnte gezeigt werden, daß eine hydrostatische Druckerhöhung (Aufstehen) eine Konstriktion von Kollateralgefäßen im Oberschenkelbereich auszulösen vermag [2, 3], die nach lumbaler Sympathektomie nicht nachweisbar war [3] und sich mit Alpha-Antagonisten hemmen ließ [3].

Periphere Perfusionsverteilungsstörungen („Steal-Phänomene")

Der erniedrigte intraarterioläre Druck und die Akkumulation vasoaktiver Metabolite beeinträchtigen die myogene Autoregulation des Gefäßwiderstandes und begünstigen durch die postokklusiv einsetzende Vasodilatation die Umverteilung der Durchblutung zugunsten proximaler bzw. zuungunsten distaler Extremitätenabschnitte [4, 20, 41], die auf den größeren hydrodynamischen Widerständen der längeren peripheren arteriovenösen Passagewege („letzte Wiesen") beruht. Ein elektrisches Analogmodell [24] verdeutlicht, daß die mit der Senkung des peripheren Widerstandes einhergehende Vergrößerung der zu perfundierenden Volumenkapazität (Kondensator) der Endstrombahn die Dynamik des arteriellen Strompulses zusätzlich dämpft [53]. Die lokalen Perfusionsraten der postokklusiven arteriellen Strombahn folgen bei unzureichender hämodynamischer Kompensation dann ähnlich wie in einem Niederdrucksystem passiv den vorgegebenen, nicht regulierbaren hydrodynamischen Widerstandsrelationen und den treibenden Druckgradienten [28, 49]. Neuere Modelluntersuchungen zur Durchblutungsverteilung zwischen vasomotorisch aktiven und passiven Arteriolen haben gezeigt, daß dabei eine Widerstandserhöhung des regulierbaren Zweiges mit einer Flußzunahme des vasoparalysierten Zweiges einhergeht und umgekehrt [70].

Angesichts derart komplexer Randbedingungen erscheint der Begriff „Steal-Effekt" (synonym „Steal-Phänomen"), der in der Diskussion um die therapeutische Wertigkeit vasodilatierender Substanzen eine zentrale Stellung einnimmt, für den klinischen Gebrauch nicht hinreichend definiert.

Prinzipiell kann damit eine großflächige, longitudinale, von distal nach proximal ausgerichtete Umverteilung der Gesamtdurchblutung auf Extremitätenebene ohne direkten Organbezug bezeichnet werden [20]. Man kann jedoch auch mehr horizontale Wechselwirkungen zwischen parallelgeschalteten Kreislaufabschnitten unterschiedlicher Organe darunter subsumieren: So tritt unter muskulärer Arbeit stets eine temporäre, cuto-muskulär gerichtete Umorientierung des Blutangebotes ein [4, 12, 41]. Schließlich werden auch organinherente, lokale Perfusionsverteilungsstörungen im Bereich arteriolärer Versorgungseinheiten als mikrovaskuläre Steal-Effekte beschrieben [42, 63]. Da Patienten mit einer fortgeschrittenen peripheren arteriellen Verschlußkrankheit häufig eine Linderung ihrer ischämischen Ruheschmerzen durch Herabhängen des betroffenen Beines herbeiführen können, hat eine Reihe von Autoren die korrespondierenden Veränderungen der postokklusiven arteriellen Drucke und lokalen Blutflüsse näher untersucht und ist dabei zu dem übereinstimmenden Ergebnis gelangt, daß eine ausreichende Tieflagerung der ischämischen Extremität unter Herzniveau zu einer Redistribution der Durchblutung aus nicht ischämischen, aktiv regulierenden und daher widerstandskontrollierten hin zu ischämischen, passiv reagierenden und entsprechend perfusionsdruckkontrollierten mikrovaskulären Gewebebezirken führt („inverses Steal-Phänomen"; [18, 25, 26, 29, 38, 61]).

Klinische Differenzierung trophischer Störungen (Stadium IV)

Erfahrungsgemäß impliziert die bloße Kombination peripherer Hautläsionen mit einem ipsilateralen arteriellen Verschlußleiden nicht a priori deren ischämische Genese. Häufig handelt es sich um Bagatelltraumen bei vorheriger Claudicatio intermittens mit einer, aufgrund der eingeschränkten Durchblutungsreserve und eventuell begleitenden bakteriellen Superinfektion, schlechten Heilungstendenz (kompliziertes Stadium II). Diese sekundär ischämischen Wundheilungsstörungen sind prognostisch und auch hinsichtlich ihrer medikamentösen Beeinflußbarkeit von den primär ischämischen Hautnekrosen abzugrenzen, was jedoch anhand klinischer Kriterien mitunter Schwierigkeiten bereitet. Bislang fehlt ein zuverlässiger Routinetest, der eine prospektive und ausreichend zuverlässige Abschätzung der möglichen Wirksamkeit einer konservativen Therapie, welcher Art auch immer, erlaubt. Aus den makrohämodynamischen Daten läßt sich in der Regel das Ausmaß der akralen Zirkulationsstörung nicht ablesen [53, 64].

Theoretische Gesichtspunkte der Anwendung von Vasodilatatoren

Ansatzpunkte für eine medikamentöse Vasodilatation (Abb. 1)
Nach den pathophysiologischen Vorbemerkungen zur klinischen Bedeutung des Kollateralwiderstandes liegt es auf der Hand, daß eine rationale pharma-

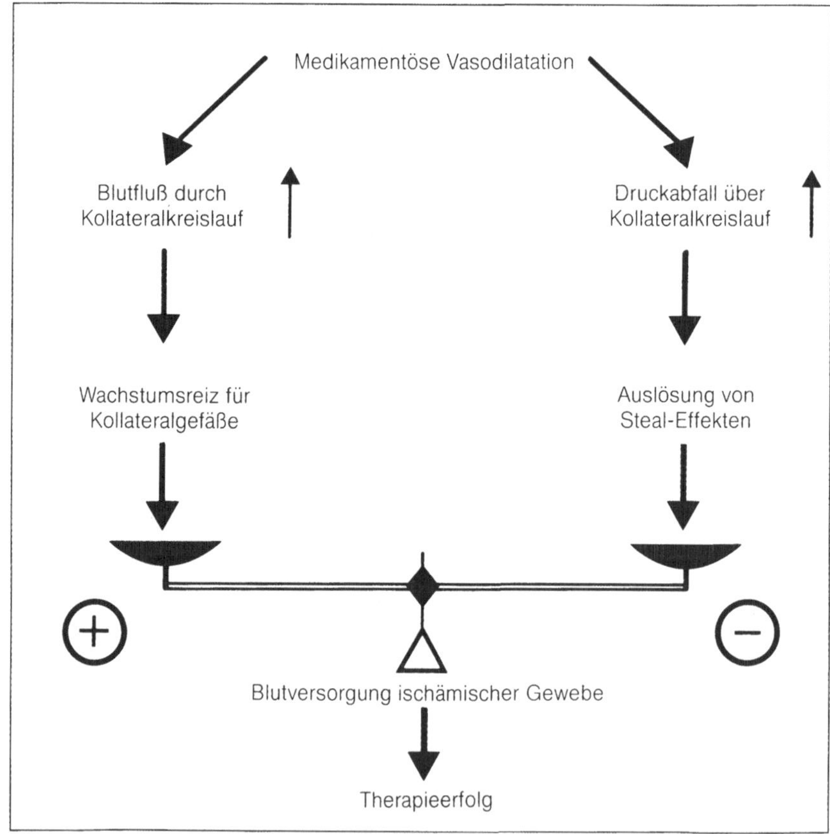

Abb. 1: Gegenüberstellung der gegenteiligen Wirkungen einer Vasodilatation auf die postokklusive Durchblutung peripherer ischämischer Gewebeareale. Akuteffekte sind im rechten, mittelfristige Effekte im linken Zweig dargestellt. Ihre Wechselwirkung bestimmt den Therapieerfolg. Weitere Erläuterungen im Text.

kologische Therapie u.a. eine maximale und, wenn möglich, selekive Weitstellung des Umgehungskreislaufes zum Ziel haben sollte [57, 68, 72]. Dabei muß eine akute, auf einem unmittelbaren Angriff der Substanzen an den Kollateralgefäßen beruhende Wirkung („pharmakologische Kollateralenerweiterung") von einem mittel- bis langfristigen Effekt unterschieden werden. Letzterer stellt im wesentlichen ein organisches Kollateralwachstum dar, das, vergleichbar der Trainingstherapie, durch den je nach Applikationsschema mehr oder weniger kontinuierlichen Reiz der medikamentös induzierten Mehrdurchströmung ausgelöst wird („pharmakologisches Kollateralentraining"), unabhängig davon, ob nur der periphere oder zusätzlich auch der Kollateralwiderstand gesenkt werden [68]. Ein weiteres therapeutisches Ziel stellt die gezielte Verbesserung der Hautperfusion bei Patienten mit akralen Läsionen dar, insbesondere wenn diese klinisch einen hohen Sympathikotonus aufweisen [68].

Applikationsschemata

Wie bei anderen Präparaten auch unterscheiden sich die Applikationsformen nach oraler und parenteraler Zufuhr und deren zeitlicher Abfolge. Von praktischer Relevanz sind derzeit neben der weitverbreiteten oralen Medikation intravenöse und intraarterielle Infusionen, während Injektionen kaum noch angewandt werden (Ausnahme: z. B. Pharmakoangiographie). Bei einer globalen Vasodilatation besteht die Gefahr eines Blutdruckabfalls, der aus pathophysiologischer Sicht unbedingt zu vermeiden ist, da er den postokklusiven Druck zusätzlich senkt [11, 34, 43, 68]. Zudem kann eine dadurch hervorgerufene Steigerung des Herzminutenvolumens eine manifeste und latente Herzinsuffizienz negativ beeinflussen [10, 34]. Aus diesem Grund wird häufig die intraarterielle Infusion der intravenösen vorgezogen, da sich mit ihr neben der Vermeidung systemischer Effekte auch eine höhere lokale Konzentration der Substanz in der behandelten Extremität erzielen läßt [10, 34, 67]. Hierbei spielt jedoch die Verschlußlokalisation eine wichtige Rolle, da je nach punktiertem Gefäß der Vasodilatator bevorzugt einzelne Teilkreisläufe erreicht. So können etwa in der Leiste alternativ entweder die Arteria femoralis communis, die Arteria femoralis superficialis oder die Arteria profunda femoris punktiert werden, was im Einzelfall ohne Kontroll- und Korrekturmöglichkeit bei Durchleuchtung mit Kontrastmittel einem erheblichen Zufall unterliegt [10, 34, 67].

Pharmakokinetische und -dynamische Faktoren
Vasodilatatoren können auf verschiedenen Ebenen die zentrale und periphere Regulation des Gefäßwiderstandes beeinflussen [13, 78]. Insbesondere am Zentralnervensystem oder den sympathischen Ganglien angreifende Pharmaka senken den Blutdruck in unerwünschter Weise, so daß heute hauptsächlich solche Substanzen von praktischer Bedeutung sind, die entweder periphere adrenerge Rezeptoren blockieren oder direkt auf die glatte Gefäßmuskulatur wirken. Aufgrund der unterschiedlichen Verteilung von Alpharezeptoren zwischen den Muskel- und Hautgefäßen können mit den entsprechenden Substanzen die organbezogenen Teilkreisläufe mehr oder weniger selektiv erreicht werden [10, 34, 68]. So kann man z. B. in der Praxis den Einsatz von Alpharezeptorenblockern zur gezielten akralen Perfusionssteigerung mit der Vorstellung zu rechtfertigen versuchen, daß hier eine mehr oder weniger auf die Hautgefäße beschränkte Vasodilatation ohne gleichzeitige Weitstellung der Muskelgefäße herbeigeführt wird. Eine möglichst kurze Halbwertszeit, wie z. B. der adenosindiphosphat-/adenosintriphosphorsäurehaltigen Gemische oder der Prostaglandine, unterstützt dabei die gewünschte Begrenzung der hämodynamischen Wirkung auf die Zirkulation einer Extremität bei intraarterieller Applikation.

Praktische Gesichtspunkte der Anwendung von Vasodilatatoren

Klinisch-experimentelle Studien zur medikamentösen Vasodilatation
Die kontroverse Diskussion über den klinischen Wert gefäßerweiternder Medikamente wurde insbesondere durch die häufig zitierten Arbeiten von Gillespie [30, 31] geprägt, so daß an dieser Stelle näher auf sie eingegangen werden soll. Gillespie untersuchte an Normalpersonen und Patienten mit peripherer arterieller Verschlußkrankheit nicht näher definierter Schweregrade die Akuteffekte einer intravenösen und relativ hochdosierten Bolusinjektion vasodilatierender Pharmaka auf die verschlußplethysmographisch meßbare Fuß- und Unterschenkeldurchblutung. Er verwendete dabei zwei heute vorrangig zur Indikationsgruppe der Neuroleptika und Antiemetika zählende Präparate (Promazin, Chlorpromazin) sowie zwei Alpharezeptorenblocker (Tolazolin, Phenoxibenzamin). Bei den unmittelbar im Anschluß an die Injektionen durchgeführten Durchblutungsmessungen beobachtete der Autor bei den durchblutungsgestörten Beinen häufig Fluß-

abnahmen am Fuß, woraus er ableitete, daß Vasodilatatoren die Perfusion des ischämischen Fußes nicht verbessern, sondern statt dessen durch Auslösung der von DeBakey und Mitarbeiter [20] beschriebenen Umverteilungsphänomene eher verschlechtern. Aus einem fehlenden Anstieg der Wadendurchblutung zog der Autor den Schluß, daß sich auch eine Steigerung der Muskeldurchblutung nicht erreichen lasse. Systemische Blutdruckänderungen, die als klassische Nebenwirkungen bei der gewählten Applikationsform zu gelten haben und die, wie oben bereits erwähnt, grundsätzlich zu vermeiden sind, wurden in den zitierten Arbeiten allerdings nicht dokumentiert. Im Gegensatz zur i.v. Bolusinjektion werden vasoaktive Substanzen derzeit üblicherweise infundiert oder oral verabreicht, so daß die häufig für die unerwünschten Wirkungen bei Akutversuchen verantwortlichen hohen Konzentrationsspitzen in der Praxis kaum erreicht werden dürften. Außerdem treten bei den derzeit gängigen vasoaktiven Substanzen und Prostaglandinen bei adäquater Dosierung nur äußerst selten Blutdruckabfälle auf [37]. Zusammenfassend muß daher wohl gesagt werden, daß diese Arbeiten [30, 31] — obwohl vermutlich vor ca. 30 Jahren aktuell — aus den genannten Gründen heute nicht mehr zur Argumentation gegen eine medikamentöse Vasodilatation herangezogen werden sollten. Coffmann & Mannick [14] untersuchten in einer anderen Arbeit ebenfalls im Akutversuch, ob sich die Muskeldurchblutung unter einer reaktiven Hyperämie durch orale Gabe von Vasodilatatoren steigern läßt. Für die von ihnen verwendeten Substanzen, bei denen es sich um Alpharezeptorenblocker (Tolazolin) bzw. direkt an der Gefäßmuskulatur angreifende Pharmaka (Nylidrin, Nikotinylalkohol) handelte, konnten sie keinen positiven Effekt registrieren. Aus dem oben geschilderten Konzept geht hervor, daß Alpharezeptorenblocker zur Verbesserung der Ruhedurchblutung akraler Hautbezirke und nicht der Arbeitshyperämie der Muskulatur eingesetzt werden. Allgemein akzeptiert und aus pathophysiologischer Sicht zu erwarten ist, daß sich die Muskelperfusion unter Arbeit medikamentös im Akutversuch nicht durch einen an der Muskelstrombahn angreifenden Vasodilatator steigern läßt [68].

Die vasodilatierende Wirkung der derzeit gebräuchlichen vasoaktiven Substanzen, insbesondere bei höheren Dosierungen, konnte für Naftidrofuryl [35, 45, 47], Buflomedil [63, 77] sowie Pentoxifyllin nachgewiesen werden und steht für die Prostaglandine ohnehin außer Zweifel [36]. Fehlende Knöcheldruckänderungen im Akutversuch sind kein zwingendes Argument gegen einen vasodilatierenden Wirkungsmechanismus, weil, wie oben erläutert, bei einer annähernd gleichmäßigen Erniedrigung von Kollateral- und Organwiderstand trotz eines erhöhten transkollateralen Flusses nicht mit einer Änderung des postokklusiven Druckes zu rechnen ist, da dieser nicht den absoluten Fluß, sondern das Widerstandsverhältnis widerspiegelt. Aus einem konstanten Knöchelarteriendruck läßt sich somit nur schließen, daß keine selektive oder bevorzugte Senkung des Kollateralwiderstandes erreicht wurde.

Argumente gegen eine medikamentöse Vasodilatation

Von den Gegnern einer medikamentösen Vasodilatation bei der Behandlung der arteriellen Verschlußkrankheit wurde ins Feld geführt, daß sich die Durchblutung ischämischer Areale durch Vasodilatatoren nicht verbessern ließe [14, 28, 30, 31, 33, 49, 50, 78],

— da die Widerstandsgefäße aufgrund der Ischämie bereits maximal erweitert (funktionell fixiert)
— bzw. aufgrund sklerotischer Veränderungen nicht mehr dilatierbar seien (strukturell fixiert)
— und daher hauptsächlich „Steal-Effekte" provoziert würden.

Das Argument, daß aufgrund der oben erörterten pathophysiologischen Zusammenhänge bereits mit einer maximalen Dilatation aller beteiligten Gefäßgebiete zu rechnen sei, erscheint in dieser Ausschließlichkeit eher unwahrscheinlich. So konnte u.a. fluoreszenzperfusographisch gezeigt werden, daß die postulierte Vasoparalyse bei den klinisch üblicherweise als Stadium IV klassifizierten Extremitäten (s.o.) nicht regelmäßig nachweisbar ist [61]. Zudem kann eine Vasodilatation vor Ort nur dann ihren Zweck erfüllen, wenn sie auch auf die vorgeschalteten mittleren und größeren zuführenden Gefäße übergreift [68]. Ob und auf welchen Wegen entsprechende vasodilatatorische Reize stromaufwärts geleitet werden und inwieweit derartige Informationsleitsysteme gegebenenfalls bei arteriosklerotischen Gefäßen mit destruierten Endothelformationen noch funktionieren, ist ungeklärt. Läßt sich angesichts dieser wesentlichen unbeantworteten Fragen der Gedanke von der Hand weisen, daß unter Umständen dann eine systemische pharmakologische Vasodilatation einen therapeutischen Effekt erzielen kann, wenn aufgrund eines gestörten retrograden Informationsflusses eine spontane adäquate Kollateralerweiterung ausbleibt? In Abhängigkeit von unterschiedlichen Lokalisationen arterieller Strombahnhindernisse variiert auch das Verhältnis zwischen Kollateralgefäßen, die aus primär muskel- bzw. hautversorgenden Netzwerken hervorgegangen sind. So wird ein proximal gelegener Femoralarterienverschluß hauptsächlich über den die Oberschenkelmuskulatur speisenden Profundakreislauf, ein Popliteaverschluß dagegen über das Rete articulare genuis und die begleitenden subkutanen Gefäße überbrückt. Aus klinischer Sicht lautet eine wesentliche und noch zu beantwortende Frage, inwieweit arterielle Gefäße unterschiedlicher Provenienz und Verzweigungshierarchie ihre physiologischen Eigenschaften bei der Umwandlung in ein Kollateralsystem beibehalten, da sich muskuläre und kutane Arterien und Arteriolen u.a. erheblich in ihrer Alpha- und Betarezeptorendichte und folglich in ihren potentiellen pharmakologischen Reaktionsmustern unterscheiden [78].

Auch die Meinung, daß die Gefäße im ischämischen Gewebe derart sklerotisch verändert wären und daß keine Tonusänderungen mehr induzierbar seien, scheint mittlerweile durch klinisch-experimentelle Studien widerlegt, da sowohl vasokonstriktorische Reaktionen [25, 26, 61] als auch verschiedene Formen vasomotorischer Aktivitäten selbst am Vorfuß von Patienten mit makrohämodynamisch schlecht kompensierten Strombahnhindernissen nachweisbar sind [62, 71]. Auch physiologische Experimente an isolierten Gefäßpräparaten kamen zu diesem Ergebnis [45].

Schließlich stellt sich die Frage, unter welchen Bedingungen bei Anwendung der heute gängigen vasoaktiven Präparate und Prostaglandinverbindungen in der Praxis Steal-Effekte überhaupt zu erwarten sind. Messungen an Patienten haben im Akutversuch gezeigt, daß die diskutierten „Steal-Effekte“ nach intravenöser Infusion nur bei schlechter hämodynamischer Kompensation zu beobachten sind [11]. Ungünstig wirken sich aber auch sehr proximal gelegene Verschlüsse aus [67]. Ein weiterer wesentlicher Schlüssel liegt neben den globalen hämodynamischen Randbedingungen sicherlich in der verwendeten Dosierung. So dürften derartige Phänomene hauptsächlich nach intraarterieller, nicht aber nach intravenöser oder gar peroraler Applikation auftreten [21, 63], da aufgrund der üblicherweise in Ruhe anzunehmenden Verteilung des Herzminutenvolumens davon auszugehen ist, daß bei einer intraarteriellen Infusion im Vergleich zur intravenösen etwa um das 25fache höhere lokale Wirkstoffkonzentrationen erzielt werden. Das Ausmaß der einsetzenden Vasodilatation in den betroffenen Kreislaufabschnitten, das wesentlich von der Zahl der besetzten Rezeptoren und der damit rekrutierten Arteriolen abhängt, bestimmt dann seinerseits über die sich einstellenden hydrodynamischen Widerstandsverhältnisse die korrespondierenden Verschiebungen der Perfusionsraten. Das akute Auftreten von Ruheschmerzen unter konservativer Therapie mit vasoaktiven Substanzen [76] darf keinesfalls auf einen hypothetischen Steal-Mechanismus zurückgeführt werden. Hier muß vielmehr nach neu hinzugekommenen thrombotischen Verschlüssen gefahndet werden [69], um diese ggfs. interventionell zu rekanalisieren.

Klinische Wirksamkeit potentiell vasodilatierender Substanzen
Die therapeutische Wirksamkeit vasoaktiver Substanzen im Stadium der Claudicatio intermittens muß nach den derzeit geltenden Kriterien für klinische Prüfungen als statistisch gesichert angenommen werden, wenngleich über die klinische Relevanz der dadurch erreichbaren Gehstreckenverlängerung im Einzelfall entschieden werden muß [57]. Plazebokontrollierte Doppelblindstudien liegen u.a. für Buflomedil [8, 52, 73], Naftidrofuryl [1, 48] oder Pentoxifyllin [23, 60] vor. Auch mit Prostaglandinen scheint sich eine Gehstreckenverlängerung erzielen zu lassen, die den normalen Trainingszuwachs übertrifft [16, 22]. Aus angiologischer Sicht sind im wesentlichen Patienten mit fortgeschrittenen Durchblutungsstörungen (Stadien III und IV) und fehlenden Ansatzpunkten für erfolgversprechende lumeneröffnende Maßnahmen als Kandidaten für eine Pharmakotherapie anzusehen, also gerade diejenigen Fälle, bei denen Kritiker der Vasodilatation ein Versagen oder gar eine Verschlechterung erwarten müßten. Dennoch liegen auch für diese Patientengruppen kontrollierte klinische Prüfungen, insbesondere für die Prostaglandine, vor, die eine klinische Besserung sowohl für die intravenöse [75] als auch für die intraarterielle Anwendung [9, 74] beschreiben. In einer nicht kontrollierten Vergleichsstudie (d. h. auch systemische versus lokale Wirkungen) zeigten beide Applikationsformen vergleichbare Ergebnisse [6].

Ein alternatives Konzept: Vasokonstriktion statt Vasodilatation?
An dieser Stelle sei an einen derzeit nicht mehr in der Diskussion befindlichen Gedanken erinnert: Neben der Empfehlung einer therapeutischen Beintieflagerung bei Patienten mit Ruheschmerzen oder Nekrosen [18] wurde aus dem druckpassiven Durchblutungsverhalten ischämischer Gewebeareale auch das Konzept einer pharmakologisch induzierten Hypertension abgeleitet [18], zumal postokklusiv [44] und bei vorhandenem inversem Steal-Phänomen [39] auch ein Durchblutungsanstieg unter einer Angioten-

sininfusion beobachtet werden konnte. Therapieerfolge mit Angiotensin [19, 33, 39] und Mineralokortikoiden [46, 50] wurden berichtet, kontrollierte klinische Studien nach den derzeit gültigen Kriterien fehlen jedoch. Auch hat sich experimentell gezeigt, daß Substanzen wie z. B. Angiotensin zu einer unerwünschten Erhöhung des Kollateralwiderstandes führen [43].

Schlußfolgerungen

Akuteffekte versus Langzeiteffekte

Ohne die mittlerweile in der Diskussion befindlichen, zahlreichen potentiellen Wirkungsmechanismen vasoaktiver Pharmaka in Zweifel ziehen zu wollen, soll nachfolgend nochmals herausgestellt werden, weshalb deren gefäßerweiternde Wirkkomponente trotz gegenteiliger Ansichten möglicherweise doch einen wichtigen Anteil an ihrer therapeutischen Wirksamkeit haben könnte. Die Argumente gegen eine medikamentöse Vasodilatation, die oben bereits diskutiert wurden, stützen sich im wesentlichen auf Wirkungen im Akutversuch, wohingegen die klinischen Studien die Wirksamkeit einer längerdauernden Applikation beurteilen. Daraus ergibt sich die Frage, ob eine unmittelbar unter intravenöser oder intraarterieller Infusion, möglicherweise mit unerwünschtem Umverteilungsphänomen, einhergehende Durchblutungssteigerung bei wiederholter Anwendung nicht dennoch einen positiven Therapieeffekt auch auf die von den „Steal-Effekten" betroffenen Gewebebezirke haben kann (Abb. 1). Schließlich führt auch ein Gehtraining durch die Belastung der Beinmuskulatur zu einer transitorischen Verminderung der akralen Perfusion [4, 12]. Diese Tatsache wurde im Gegensatz zur Vasodilatatorentherapie nie als Argument gegen eine aktive Bewegungsbehandlung ins Feld geführt. Immerhin wurde beschrieben, daß, ähnlich wie bei dem aktiven Gehtraining, eine pharmakologisch induzierte Perfusionssteigerung zu einer Verbesserung der Kollateralisation führen kann, weil die Zunahme der Kollateraldurchblutung offenbar unabhängig von ihrer Auslösung per se einen Wachstumsreiz für diese Gefäße darzustellen scheint [54, 68]. In diesem Zusammenhang sei daran erinnert, daß nach Prostaglandin E1-Infusion eine Perfusionssteigerung in der Arteria femoralis communis dopplersonographisch gemessen [66] und in einer angiographischen Studie eine Querschnittszunahme der Kollateralen beobachtet wurde [59]. Ferner konnte nach Prostaglandin E1-Behandlung im Stadium II im Vergleich zu einer anderen vasoaktiven Substanz nach Beendigung der Therapie eine dauerhafte klinische Verbesserung registriert werden [22]. Nach mehrmonatiger oraler Therapie mit Naftidrofuryl stellten KRIESSMANN und RÄDLER [47] eine signifikante Steigerung der reaktiven Hyperämie fest. Für die mögliche Bedeutung der vasodilatierenden Wirkkomponente spricht auch, daß insbesondere Prostaglandinverbindungen wie Iloprost nach dem Auftreten ihrer Nebenwirkungen dosiert werden müssen, die sich zum großen Teil mit einer mehr oder weniger generalisierten Gefäßerweiterung in Zusammenhang bringen lassen. Klinische Messungen der Hautmikrozirkulation während der Infusion dieser Substanzen an durchblutungsgestörten Extremitäten lassen ähnliche Schlüsse zu [17]. Zur Erzielung von Therapieerfolgen bei fortgeschrittenen Stadien der arteriellen Verschlußkrankheit mit anderen vasoaktiven Substanzen bedarf es im allgemeinen auch einer höheren intravenösen Dosierung [5, 40].

Allgemeine und spezielle Indikationen

Allgemein kann die Indikation zur systemischen oralen oder intravenösen sowie zur lokalen intraarteriellen Behandlung mit vasoaktiven und gefäßerweiternden Substanzen gestellt werden, wenn entweder eine vom Patienten nicht tolerierte Gehstreckeneinschränkung oder eine gliedmaßengefährdende Ischämie vorliegen. In jedem dieser Fälle sollte zuvor die Möglichkeit einer erfolgversprechenden invasiven lumeneröffnenden Maßnahme, sei sie interventionell-radiologischer oder gefäßchirurgischer Art, ausgeschlossen worden sein. Die Aussichten werden dabei um so günstiger, je weiter distal die Verschlüsse lokalisiert sind und je höher der periphere Sympathikotonus ist, insbesondere wenn eine Heilungsbeschleunigung akraler Hautläsionen angestrebt wird [57, 68]. Spezielle Indikationen ergeben sich bei vasospastisch ausgelösten Durchblutungsstörungen wie etwa im Rahmen eines Ergotismus [15, 51]. Iatrogene Gefäßspasmen, die z. B. nach Arterienpunktion auftreten können, sind ebenfalls erfolgreich mit bestimmten Vasodilatatoren zu beheben [65]. Auch scheinen sich durch Verbesserung des „run-off" die Frühergebnisse femoro-cruraler Rekonstruktionen [32] oder lokaler Katheterlysen [7, 59, 65] günstig beeinflussen zu lassen.

Literatur

1 Adhoute G, Bacourt F, Barral M, Chevalier JM, Cuny A, Gillet M, Juhan C, Leguay G, Marion J, Marie J, Natali J, Nicaise H, Plagnol P, Revelin P, Rouffy S, Saulnier JP, Schmidt C, Vasseur JJ. Naftidrofuryl in chronic arterial disease — Results of a 6 month controlled multicenter study using Naftidrofuryl tablets 200. Angiology 1986; 37: 160.

2 Agerskov K. On the nervous control of collateral arterial tone in the human lower limb with large artery obstruction during postural change. Dan Med Bull 1984; 31: 316—239.

3 Agerskov K, Henrikson O, Tonnesen KH, Lassen NA. Constriction of collateral arteries induced by „head-up tilt" in patients with occlusive arterial disease of the legs. Cardiovasc Res 1981; 15: 675—679.

4 Allwood MJ. Redistribution of blood flow in limbs with obstruction of a main artery. Clin Sci 1962; 22: 279—286.

5 Balas P, Pangratis N. Intravenous administration of high doses of buflomedil in peripheral ischemia of the legs. In: Messmer K (Hrsg). Ischemic Diseases and the Microcirculation — New Results. S. 85—91. Zuckschwerdt: München 1989.

6 Balzer K, Rogatti W, Rüttgerodt K. Efficacy and tolerability of intra-arterial and intravenous prostaglandin E_1 infusions in occlusive arterial disease stage III/IV. Vasa, Suppl 1989; 28: 31—38.

7 Bertuch H, Pilger E, Stark G, Lammer J. Selektive Thrombolyse mit rekombinantem Gewebsplasminogenaktivator in Kombination mit PGE_1. Vasa, Suppl 1989; 27: 240.

8 Bisler H. Klinische Erfolge bei der Buflomediltherapie bei arterieller Verschlußkrankheit. Therapiewoche 1983; 33: 2204—2210.

9 Böhme H, Brülisauer M, Härtel U, Bollinger A. Kontrollierte Zweizentren-Studien zur Wirksamkeit von intraarteriellen Prostaglandin E_1-Infusionen bei peripherer arterieller Verschlußkrankheit im Stadium III und IV. In: Heidrich H et al. (Hrsg). Prostaglandin E_1-Wirkungen und therapeutische Wirksamkeit. S.118—123. Springer: Heidelberg 1988.

10 Bollinger A. Vasodilatatierende Medikamente. Schweiz Med Wochenschr 1967; 37: 1225—1227.

11 Bollinger A, Lüthy E. Kompensationsgrad arterieller Verschlüsse und Wirkung intravenös verabreichter vasoaktiver Medikamente. Schweiz Med Wochenschr 1967; 37: 1220—1225.

12 Bollinger A, Barras JP, Mahler F. Measurement of foot artery blood pressure by micromanometry in normal subjects and in patients with arterial occlusive disease. Circulation 1976; 53: 506—512.

13 Brownlee G. The use and abuse of vasodilator drugs. Angiology 1966; 17: 186—191.

14 Coffmann JD, Mannick JA. Failure of vasodilator drugs in arteriosclerosis obliterans. Ann Intern Med 1972; 76: 35—39.

15 Creutzig A, Kamin K, Flöge I, Wannske M, Wagner H, Alexander K. Ergotamin-induzierte periphere Durchblutungsstörungen. Röntgenblätter 1985; 38: 193—195.

16 Creutzig A, Caspary L, Radeke U, Specht S, Ranke C, Alexander K. Prospektive randomisierte Doppelblindstudie zur Wirksamkeit von i.a.Prostaglandin E_1 bei der schweren Claudicatio intermittens. In: Heidrich H et al. (Hrsg). Prostaglandin E_1 – Wirkungen und therapeutische Wirksamkeit. S. 95—102. Springer: Heidelberg 1988.

17 Creutzig A, Caspary L, Alexander K. Der transcutane Sauerstoffdruck während intravenöser Iloprost-Infusion ändert sich dosisabhängig. Vasa, Suppl 1989; 27: 101—104.

18 Dahn I, Ekman CA, Lassen NA, Nilsen R, Westling H. On the conservative treatment of severe ischemia of the leg. Scand J Clin Lab Invest, Suppl 1967; 99: 160—165.

19 Dahn I, Halböök T, Larsen OA, Lassen NA, Nilsen R, Westling H. Treatment of acute ischemic pain in the leg by induced hypertension. Acta Chir Scand 1969; 135: 391.

20 DeBakey ME, Burch GE, Ray T, Ochsner A. The „borrowing-lending" hemodynamic principle (hemometakinesia) and its therapeutic application in peripheral vascular disturbances. Ann Surg 1947; 126: 850.

21 Diehm C. Der Einfluß von vasoaktiven Substanzen bei femoro-cruralen Gefäßverschlüssen. In Zehle A (Hrsg). Der crurale Gefäßverschluß. S. 41—46. Zuckschwerdt: München 1990.

22 Diehm C, Kühn A, Strauss R, Hübsch-Müller C, Kübler W. Effects of regular physical training in a supervised class and additional intravenous prostaglandin E_1 und naftidrofuryl infusion therapy in patients with intermittent claudication – a controlled study. Vasa, Suppl 1989; 28: 26—30.

23 Di Perri T, Guerrini M. Placebo controlled double blind study with pentoxifylline of walking performance in patients with intermittent claudication. Angiology 1983; 34: 40—45.

24 Edholm OG, Howarth S, Sharpey-Schafer EP. Resting blood flow and blood pressure in limbs with arterial obstruction. Clin Sci 1951; 10: 361—367.

25 Eickhoff JH. Forefoot vasoconstrictor response to increased venous pressure in normal subjects and in arteriosclerotic patients. Acta Chir Scand 1980; 502: 7—14.

26 Eickhoff JH, Henrikson O. Local regulation of subcutaneous forefoot blood flow during orthostatic changes in normal subjects, in sympathetically denervated patients and in patients with occlusive arterial disease. Cardiovasc Res 1985; 19: 219—227.

27 Fagrell B. Are vasodilator substances really bad for patients with ischemic leg symptoms? In: Trübestein G (Hrsg). Konservative Therapie arterieller Durchblutungsstörungen. S. 64—67. Thieme: Stuttgart 1986.

28 Folkow B. Pathophysiological aspects of blood flow distal to an obliterated main artery with special regard to the possibilities of affecting the collateral resistance and the arterioles in the distal low-pressure system. Scand J Clin Lab Invest, Suppl 1967; 99: 211—218.

29 GASKELL P, BECKER WJ. The erect posture as an aid to the circulation in the feet in the presence of arterial obstruction. Can Med Assoc J 1971; 105: 930—934.

30 GILLESPIE JA. The case against vasodilator drugs in occlusive vascular disease of the legs. Lancet 1959; ii: 995—997.

31 GILLESPIE JA. An evaluation of vasodilator drugs in occlusive vascular disease by measurement. Angiology 1966; 17: 280—288.

32 GRUSS JD, FIETZE-FISCHER B. Die adjuvante PGE_1-Therapie bei femoro-distalen Rekonstruktionen. In: HEIDRICH H et al. (Hrsg). Prostaglandin E_1 — Wirkungen und therapeutische Wirksamkeit. S. 151—159. Springer: Heidelberg 1988.

33 HANSTEEN V, LORENTSEN E. Induced hypertension in the treatment of severe ischemia of the foot. Circulation 1972; 46: 976—982.

34 HEIDRICH H. Grundlagen und Prinzipien der konservativen Therapie chronisch-arterieller Durchblutungsstörungen. Internist 1971; 12: 377.

35 HEIDRICH H, BARCKOW D, GRAND M, FONTAINE L. Klinische und tierexperimentelle Untersuchungen zur hämodynamischen Wirkungsweise von Naftidrofuryl. Arzneiforschung 1972; 22: 1001—1004.

36 HEIDRICH H, BÖHME H, ROGATTI W. Prostaglandin E_1 — Wirkungen und therapeutische Wirksamkeit. Springer: Heidelberg 1988.

37 HEIDRICH H, BRODEL C, MEUCHE C, HELLMANN G, RANFT J. Blutdrucklangzeitmessungen unter i.v. Prostaglandin E_1-Infusion. Vasa, Suppl 1989; 27: 46.

38 HENRIKSEN O. Orthostatic changes of blood flow in subcutaneous tissue in patients with arterial insufficiency of the legs. Scand J Clin Lab Invest 1974; 34: 103—109.

39 HENRIKSEN O, WISBORG K. The effect of induced arterial hypertension upon regional blood flow in subcutaneous tissue in patients with arterial insufficiency of the legs. Scand J Clin Lab Invest 1975; 35: 115—120.

40 HORSCH S. Über den Einsatz von Naftidrofuryl im Stadium III/IV einer peripher arteriellen Verschlußkrankheit. Vasa, Suppl 1988; 24: 38—43.

41 HYMAN C, WINSOR T. Blood flow redistribution in the human extremity. Am J Cardiol 1959; 4: 566—571.

42 INTAGLIETTA M, CHAVEZ CHAVEZ RH, MESSMER K. Vasomotion, mikrovaskulärer Steal-Effekt und Wirkung von Buflomedil. In: MESSMER K (Hrsg). Makro- und Mikrozirkulation bei ischämischer Verschlußkrankheit. S. 12—20. Zuckschwerdt: München 1987.

43 JANSSEN A, SCHEFFLER A, RIEGER H. Charakterisierung der Blutdrucktransmissionseigenschaften eines peripheren Strombahnhindernisses — Das Verhalten des arteriellen Blutdrucks jenseits eines Arterienverschlusses bei kontinuierlicher Änderung des Systemdrucks. In: HÄRING R (Hrsg). Berichtsband 5. Gemeinsame Jahrestagung der Angiologischen Gesellschaft der Bundesrepublik Deutschland, Österreichs und der Schweiz. S. 162—164. Demeter: Gräfeling 1985.

44 KANE SP, GILLESPIE JA. Induced hypertension in the treatment of ischemic foot. Ann R Coll Surg Engl 1970; 47: 287—293.

45 KIESEWETTER H, JUNG F. Wirkungen von Naftidrofuryl auf Makro-, Mikrozirkulation, Gewebssauerstoffversorgung und Fließfähigkeit des Blutes. Vasa, Suppl 1988; 24: 21—34.

46 KRÄHENBÜHL B, ROBSTEIN P, NIEBEN SL, TOENESEN HR, LASSEN NA. Induced hypertension as a therapie in Buerger's disease (thrombanytis obliterans). Vasa 1975; 4: 407—411.

47 KRIESSMANN A, RÄDLER M. Änderungen der Unterschenkeldurchblutung während oraler Behandlung mit Naftidrofuryl (Dusodril). Münch Med Wochenschr 1973; 115: 508—510.

48 KRIESSMANN A, NEISS A. Wirksamkeit und Verträglichkeit von Naftidrofuryl-Hydrogenfumarat 300 bei arterieller Verschlußkrankheit im Stadium II — Ergebnisse einer multizentrischen Doppelblindstudie. Med Welt 1988; 39: 1482—1486.

49 LASSEN NA, WESTLING H. Blood flow in the low-pressure vascular bed distal to an arterial occlusion. Scand J Clin Lab Invest 1969; 24: 97—100.

50 LASSEN NA, LARSEN OA, SORENSEN AWS, HALLBÖÖK T, DAHN I, NILSEN R, WESTLING H. Conservative treatment of gangrene using mineralocorticoid-induced moderate hypertension. Lancet 1968; i: 606—609.

51 LEVY JM, IBRAHIM F, NYKMAP PW, WEILAND DE. Prostaglandin E_1 for alleviating symptoms of ergot intoxication: a case report. Cardiovasc Intervent Radiol 1984; 7: 28—30.

52 MASS U, AMBERGER HG, BÖHME H, DIEHM C, DIMROTH H, HEIDRICH H, HEINRICH F, HIRCHE H, MÖRL H, MÜLLER-BÜHL U, RUDOFSKY G, TRÜBESTEIN R, TRÜBESTEIN G. Naftidrofuryl bei arterieller Verschlußkrankheit — Kontrollierte multizentrische Doppelblindstudie mit oraler Applikation. Dtsch Med Wochenschr 1984; 109: 745—750.

53 MCEWAN AJ, LEDINGHAM IM. Blood flow characteristics and tissue nutrition in apparently ischemic feet. Br Med J 1971; 3: 220—224.

54 MEESMANN W, BUSCH G, BRAASCH W, BACHMANN GW. Entwicklung von Koronarkollateralen durch chronische orale Persantin-Behandlung. Med Welt 1964; 20: 1106—1111.

55 MESSMER K. Makro- und Mikrozirkulation bei ischämischer Verschlußkrankheit. Zuckschwerdt: München 1987.

56 MESSMER K. Ischemic Diseases and the Microcirculation — New Results. Zuckschwerdt: München 1989.

57 RIEGER H. Vasodilatanzien in der Angiologie — Neue Aspekte? Inn Med 1984; 11: 257—264.

58 RIEGER H. Pathophysiologische Aspekte der arteriellen Verschlußkrankheit. Klinikarzt 1984; 13: 323—334.

59 RUDOFSKY G. Zur Wirkung von Prostaglandin E_1 auf die Kollateralarterien bei arterieller Verschlußkrankheit. In: HEIDRICH H et al. (Hrsg). Prostaglandin E_1 — Wirkungen und therapeutische Wirksamkeit. S. 144—150. Springer: Heidelberg 1988.

60 RUDOFSKY G, HAUSSLER KF, KÜNKEL HP, SCHNEIDER-MAY H, SPENGEL F, SYMANN O,

WERNER HJ, RÖSSNER M. Zur Wirksamkeit einer intravenösen Infusionsbehandlung der peripheren arteriellen Verschlußkrankheit mit Trental® — Ergebnisse einer multizentrischen Doppelblindstudie. Vasa, Suppl 1987; 20: 375—378.

61 SCHEFFLER A, RIEGER H. Einfluß einer hydrostatischen Druckerhöhung auf die Fluoreszenzerscheinungszeitverteilungsmuster bei Patienten mit peripherer arterieller Verschlußkrankheit. Vasa, Suppl 1989; 27: 228—230.

62 SCHEFFLER A, RIEGER H. Flux motion in arterial occlusive disease (abstr.). Int J Microcirc Clin Exp 8, Suppl 1990; 1: 9.

63 SCHEFFLER A, RIEGER H. Akrale Hautdurchblutung nach intraarterieller Infusion gefäßerweiternder Substanzen bei Patienten mit Claudicatio intermittens. Med Klin 1990; 85: 1—5.

64 SCHEFFLER A, RIEGER H. Die Wertigkeit nichtinvasiver Meßmethoden zur Einschätzung grenzwertig kompensierter femoro-cruraler und cruraler Gefäßverschlüsse. In: ZEHLE A (Hrsg). Der crurale Gefäßverschluß. S. 30—34. Zuckschwerdt: München 1990.

65 SCHEFFLER A, RIESER R, ROTH FJ. Pharmakoangiographie mit Prostaglandin E_1 bei punktionsbedingtem Spasmus der A. brachialis. Fortschr Röntgenstr 1990; 153: 335—336.

66 SCHEFFLER P, DE LA HAMETTE D, LEIPNITZ G. Therapeutic efficacy of intravenously applied prostaglandin E_1. Vasa, Suppl 1989; 28: 19—25.

67 SCHOOP W. Die Wirkung intraarterieller ATP-Infusionen auf die Hautdurchblutung beim Verschluß von Beinarterien. Med Welt 1963; 14: 750—754.

68 SCHOOP W. Therapie mit Vasodilatantien. In: HEBERER G et al. (Hrsg). Angiologie, 2. Aufl. S. 312—315. Thieme: Stuttgart 1974.

69 SCHOOP W. Verschlechterung arterieller Durchblutungsstörungen durch Pentoxifyllin? Dtsch Med Wochenschr 1980; 105: 114.

70 SECOMB TW, INTAGLIETTA M, GROSS JF. Effects of vasomotion on microcirculatory mass transport. Prog Appl Microcirc, vol 15. S. 49—61. Karger: Basel 1989.

71 SEIFERT H, JÄGER K, BOLLINGER A. Analysis of flow motion by the laser doppler technique in patients with peripheral arterial occlusive disease. Int J Microcirc Clin Exp 1988; 7: 223—236.

72 SUNDER-PLASSMANN L. Bedeutung des Kollateralwiderstandes bei arterieller Verschlußkrankheit — Möglichkeiten der medikamentösen Beeinflussung. Therapiewoche 1983; 33: 93—100.

73 TRÜBESTEIN G, BALZER K, BISLER H, KLÜKEN N, MAHFOUD Y, MÜLLER-WIEFEL H, UNKEL B, ZIEGLER W. Buflomedil bei arterieller Verschlußkrankheit — Ergebnisse einer kontrollierten Studie. Dtsch Med Wochenschr 1982; 107: 1957—1961.

74 TRÜBESTEIN G, LUDWIG M, DIEHM C, GRUSS JD, HORSCH S. Prostaglandin E_1 bei arterieller Verschlußkrankheit im Stadium III und IV. Dtsch Med Wochenschr 1987; 112: 955—959.

75 TRÜBESTEIN G, VON BARY S, BREDDIN K, DIEHM C, GRUSS JD, HEINRICH H, HORSCH S,

Kriessmann A, Maass U, Martin M, Maurin N, Scheffler P. Intravenous prostaglandin E_1 versus pentoxifylline therapy in chronic arterial occlusive disease — a controlled randomised multicenter study. Vasa, Suppl 1989; 28: 44—49.

76 Uhlich E. „Steal"-Effekt nach Vasodilatator Buflomedil (Bufedil)? Arznei Telegramm 1984; 99.

77 Vanhoutte PM. Kardiovaskuläre Pharmakologie von Buflomedil. In: Messmer K (Hrsg). Makro- und Mikrozirkulation bei ischämischer Verschlußkrankheit. S. 3—11. Zuckschwerdt: München 1987.

78 Verstraete M. Peripheral vasodilator drugs: A misnomer. Drugs 1980; 19: 81—83.

Diskussion Dr. Scheffler

Prof. Diehm:
Wenn Sie in die Geschichte der Angiologie gehen, dann hat schon Ratschow die Vasodilatation eingesetzt. Er hat seinen Patienten in Ermangelung von Medikamenten alkoholische Heißgetränke gegeben. Was ist Alkohol anderes, als ein massiver Vasodilatator? Möglicherweise haben wir die Vasodilatation zu sehr verdammt.

Prof. Spengel:
Schon vor 20 Jahren wurde im British Medical Journal bei AVK ein Glas Schnaps empfohlen. Da wurde der englische Lehrsatz des Gefäßtrainings entwickelt: Jogging from Pub to Pub. Das führte zu erstaunlichen Gehstreckenverbesserungen.

Prof. Diehm:
Alkoholiker sind in der AVK-Gruppe eindeutig überrepräsentiert.

Dr. Jung:
Mit der Kapillarmikroskopie kann man ganz klar zeigen, daß nach einem Glas Schnaps die Kapillardurchblutung zunimmt. Das geht nur über eine Vasodilatation der vorgeschalteten Arteriolen.

Prof. Diehm:
Ein Physiologe wird auf eine Vasodilatation zwei Reaktionen des Organismus erwarten: erstens eine Tachykardie und zweitens eine Natriumretention mit folgender Ödembildung.

Prof. Spengel:
Das haben wir beim Einsatz all dieser Medikamente nie richtig gesehen. Gibt es das in der Literatur?

Dr. Scheffler:
Herr Heidrich hat das untersucht. Er hat für Prostaglandin E1 keine Kreislaufreaktionen dokumentieren können. Es spielt natürlich eine Rolle, wie ausgeprägt die Vasodilatation ist. Primär wird die Vasodilatation über eine Zunahme des Schlagvolumens kompensiert.

Dr. Jung:
Natürlich muß das Ausmaß der Vasodilatation berücksichtigt werden. Mit einem starken Vasodilatator können Sie den Durchmesser von Arteriolen um bis zu 300 % vergrößern. Mit Naftidrofuryl bei einer Dosis von 600 mg sehen Sie eine mittlere Zunahme von 13 %. Das ist das Ausmaß der Vasodilatatoren bei oraler Applikation. Und das ist weit, weit von den Versuchen von Gillespie entfernt.

Prof. Landgraf:
Das war aber der Akutversuch?

Dr. Jung:
Das war der Akutversuch, trotzdem müssen Sie bedenken, daß Sie mehr als 300 % zur Verfügung haben und 13 % ausgeschöpft werden.

Dr. Scheffler:
Wir haben mit der Fluoreszenzangiographie ähnliche Erfahrungen wie Herr Gruß gemacht. In Schweden hat Herr Lund den Leuten immer einen hochprozentigen Schnaps gegeben, um eine maximale Vasodilatation zu erreichen. Bei uns hatte das überhaupt keinen Einfluß. Wenn wir eine hohe Raumtemperatur haben, ist es egal, ob wir den Leuten Alkohol geben oder nicht. Das ist in Schweden anders. Eventuell sind die Leute bei uns an den Alkohol bereits adaptiert.
Mir fällt zunehmend auf, daß immer mehr junge Leute mit Beckenarterienverschlüssen kommen, die 40jährigen mit der Iliakastenose. Meine Erfahrung ist, diese Leute rauchen und haben einen hohen Cholesterinspiegel. Sie, Herr Diehm, haben den Zusammenhang zwischen Insulin und Cholesterin publiziert. Da könnte man auch die Alkoholproblematik mit einbauen, denn Alkohol erzeugt eine Hyperinsulinämie, was das hohe Cholesterin erklärt.

Prof. Diehm:
Die proximalen Verschlüsse werden aber sicher durch den massiven Nikotinabusus verursacht. Sie können den Raucher an der Angiographie erkennen.

Prof. Spengel:
Wir haben viele Patienten mit familiärer Hypercholesterinämie. Bei unseren

20 homozygoten Nichtrauchern hat kein einziger in der Iliakagabel auch nur die geringsten Veränderungen. Wir haben kleine Veränderungen peripher in der Gabel der Femoralis. Die Aorta ist in Ordnung, aber wir haben schreckliche Karotiden und furchtbare Koronarien. Nichtraucher haben einige Plaques in der Femoralisgabel, aber keine Beckengefäßstenose. Nicht zu rauchen, das ist das Entscheidende.

Prof. Diehm:
Wenn Sie zu dem Thema einen Vortrag halten müssen, stehen Sie total allein. Erklären Sie mir doch bitte, warum diese exzessiven Raucher ihre Stenosen in der Peripherie bekommen? Es gibt keine Flußmodelle, die das erklären können. Wenn Sie erklären müssen, warum der Patient mit der schweren Hypercholesterinämie seine KHK bekommt und warum der exzessive Raucher einen distalen Bauchaortenverschluß bekommt, sind Sie völlig verlassen. Dabei ist das Cholesterin, das beide in der Wand haben, das gleiche.

Klinische Wirksamkeit vasoaktiver Medikamente im Stadium II der peripheren arteriellen Verschlußkrankheit

H. Kiesewetter
F. Jung

Universität des Saarlandes,
Abteilung für Klinische Hämostaseologie und Transfusionsmedizin,
Homburg-Saar

Einleitung

Unter therapeutisch interessanter Wirkung versteht SCHOOP [33] therapieabhängige und nach Größe und Richtung mit den jeweils zugrunde liegenden pathophysiologischen Konzepten in Übereinstimmung zu bringende Änderungen operationell relevanter Größen. Dies sind zum Beispiel Herzminutenvolumen, Blutvolumenstrom, Knöchelarteriendruck, kapilläre Erythrozytengeschwindigkeit, aber auch Plasmaviskosität und Fibrinogenkonzentration. Unter der klinischen Wirksamkeit versteht SCHOOP dagegen determinierte Endpunkte. Dies sind zum Beispiel die schmerzfreie oder maximale Gehstrecke im Stadium II der peripheren arteriellen Verschlußkrankheit (PAVK), der Ruheschmerz bzw. die Abheilung oder Verkleinerung der ischämischen Hautläsionen im Stadium IV der PAVK. Zum Nachweis der klinischen Wirksamkeit müssen plazebokontrollierte klinische Studien durchgeführt werden. Relevante Richtlinien wurden von WIDMER [38] sowie von HEIDRICH und BOCCALON [14] formuliert. Die Autoren fordern, daß

1. die Studienziele eindeutig formuliert werden müssen, wobei möglichst nur eine, maximal zwei, konfirmatorische Zielgrößen in jeder Studie geprüft werden sollten,
2. die untersuchten Patientengruppen in den Zielgrößen, jedoch zumindest nach Alter und Geschlecht, strukturgleich sein müssen,
3. die Diagnose der arteriellen Verschlußkrankheit und die Zuordnung zu den Fontaine-Studien eindeutig sein muß,

Tab. 1: Stringente Studien mit Pentoxifyllin
(V = Verum, P = Plazebo, W = Wochen, sG = schmerzfreie Gehstrecke, o. = oral, i.v. = intravenös)

Autor	Dosis (mg)	Anzahl	Therapie-dauer (W)	Zunahme sG(m)	Signifikanz
Tonak et al.	Plazebo o.	P: 27	4	P: 140*	
[34]	3×200 o.	V: 28	4	V: 255*	p<0,01
Bollinger et al.	Plazebo o.	P: 9	8	P: 92	
[6]	3×200 o.	V: 10	8	V: 470	p<0.001
Porter et al.	Plazebo o.	P: 61	24	P: 41	
[29]	3×400 o.	V: 67	24	V: 68	p<0,01
Di Perri, Guerrini	Plazebo o.	24 cross-	8	P/V: 7/127	
[28]	3×400 o.	over		V/P: 136/1	p<0,01
Kiesewetter et al.	Plazebo i.v.+o.	P: 15	4	P: 15	
[18]	200 i.v. +				
	2×600 o.	V: 15	4	V: 45	p<0,05
Lindgärde et al.	Plazebo o.	P: 74	6 Monate	P: 53	
[25]	3×400 o.	V: 76	6 Monate	V: 116	P<0,05

* = schmerzfreie Gehschritte

4. Ein- und Ausschlußkriterien definiert werden müssen,
5. die wichtigsten Begleiterkrankungen sowie die Begleittherapien angegeben sein müssen,
6. die Prüfgrößen standardisiert sein müssen.

Stringente Studien mit vasoaktiven Substanzen

Mit Pentoxifyllin wurden insgesamt sechs Studien durchgeführt, die den stringenten Anforderungen genügten (Tab. 1). In drei Studien wurden 1 200 mg oral verabreicht, in zwei weiteren Studien 600 mg, in einer wurde eine Infusion von 200 mg mit der oralen Gabe von 1 200 mg kombiniert. Alle Untersuchungen belegten eine signifikant bessere Zunahme der schmerzfreien Gehstrecke unter Pentoxifyllin.

Tab. 2: Stringente Studien mit Naftidrofuryl (Zeichenerklärung s. Tab. 1)

Autor	Dosis (mg)	Anzahl	Therapie-dauer (W)	Zunahme sG(m)	Signifikanz
Becker et al.	Plazebo i.v.	P: 106	2	P: 60*	
[3]	1×600 i.v.	V: 104	2	V: 126*	p<0,01
Kriessmann et al.	Plazebo i.v.	P: 15	2	P: 20*	
[24]	1×600 i.v.	V: 15	2	P: 126*	p<0,05
Clyne et al.	Plazebo o.	P: 45	24	P: 54	
[8]	1×100 o.	V: 48	24	V: 42	n.s.
Maass et al.	Plazebo o.	P: 50	12	P: 36	
[28]	3×200 o.	V: 54	12	V: 93	p<0,02
Adhoute et al.	Plazebo o.	P: 54	24	P: 98	
[1]	3×200 o.	V: 64	24	V: 201	p<0,02

* = schmerzfreie Gehschritte, n.s. = nicht signifikant

Für Naftidrofuryl wurden drei Studien für die orale Applikation durchgeführt, zweimal wurden 600 mg täglich verabreicht. In diesen Studien wurde eine signifikant bessere Gehstreckenzunahme für die Verumgruppe nachgewiesen. In einer Studie wurden nur 100 mg täglich verabreicht. Hier zeigte sich kein signifikanter Unterschied zwischen beiden Gruppen. In zwei weiteren Untersuchungen wurden 600 mg intravenös appliziert und ein signifikant besseres Ergebnis für Naftidrofuryl im Vergleich zu Plazebo erzielt (Tab. 2).
Zu Alprostadil wurden drei Studien für die intraarterielle Applikation publiziert. Die Dosierungen wurden zwischen 1,5 und 6 ng/kg/min gewählt. In den beiden plazebokontrollierten Untersuchungen zeigte sich eine signifikante Gehstreckenzunahme. In einer dritten Untersuchung wurde die Wirksamkeit von Alprostadil gegen Laevadosin getestet. Die Gehstreckenzunahme unterschied sich nicht signifikant. Die einzige stringente Untersuchung für die intravenöse Applikation ergab eine signifikant bessere Zunahme der schmerzfreien Gehstrecke für die Verumgruppe (Tab. 3).
Für Buflomedil wurden drei Studien durchgeführt. In einer wurden oral 600 mg verabreicht. Hier zeigte sich ein signifikant besseres Ergebnis für das

Tab. 3: Stringente Studien mit Alprostadil (Zeichenerklärung s. Tab. 1)

Autor	Dosis (mg)	Anzahl	Therapie-dauer (W)	Zunahme sG(m)	Signifikanz
Blume et al. [5]	Plazebo i.a. 2,5–5 ng/kg/min i.a.	P: 25 V: 25	3 3	P: 19 V: 59	p<0,01
Rudofsky [30]	Plazebo i.a. 5 ng/kg/min i.a.	P: 25 V: 25	3 3	P: 31 V: 122	p<0,01
Creutzig et al. [9]	Alprostadil 1,5 ng/kg/min i.a.	P: 20	3 (36)	P: 165 (158)	
	Laevadosin 2,5 nl/kg/min i.a.	L: 20	3 (36)	L: 105 (140)	
Rudofsky [31]	Plazebo i.v. 6 ng/kg/min	P: 25 V: 25	4 4	P: 25 V: 52	p<0,01

n.s. = nicht signifikant

Tab. 4: Stringente Studien mit Buflomedil (Zeichenerklärung s. Tab. 1)

Autor	Dosis (mg)	Anzahl	Therapie-dauer (W)	Zunahme sG(m)	Signifikanz
Trübestein et al. [35]	Plazebo o. 300–150–150 o.	P: 54 V: 59	12 12	P: 20 V: 116	p<0,01
Bisler [4]	Plazebo o. 2×100 i.v.	P: 18	10	P: 34	
	300–150–150 o. 2×100 i.v.	V: 20	10	V: 70	p<0,05
Trübestein et al. [36]	Buflomedil 2×300 o.	19	10	60	p<0,01
	Bencyclan 2×200 o.	19	10	60	p<0,01

Tab. 5: Stringente Studien mit Bencyclan
(Zeichenerklärung s. Tab. 1)

Autor	Dosis (mg)	Anzahl	Therapie-dauer (W)	Zunahme sG(m)	Signifikanz
Krause, Dittmar	Plazebo o.	P: 46	7	P:+45 %	
[23]	3×200 o.	V: 45	7	V:+67 %	n.s.
Balas, Pagratis	Plazeob o.	P: 13	12	P: 52	
[2]	250–500 o.	V: 13	12	V: 328	p<0,05
Trübestein et al.	Buflomedil	19	10	60	p<0,01
[36]	2×300 o.				
	Bencyclan	19	10	60	p<0,01
	2×200 o.				

n.s. = nicht signifikant

Verum. Auch bei der Kombination von 600 mg oraler mit 400 mg intravenöser Gabe war der Zuwachs für Buflomedil signifikant besser. Beim Vergleich von Buflomedil und Bencyclan ergab sich kein signifikanter Unterschied (Tab. 4).

Für Bencyclan wurden insgesamt drei Untersuchungen durchgeführt. Die Vergleichsstudie mit Buflomedil wurde bereits erwähnt. Der Gehstreckenzuwachs beider unterschied sich nicht signifikant. In einer weiteren Untersuchung wurde für orale Gaben zwischen 250 und 500 mg eine signifikante Besserung im Vergleich zur Plazebogruppe gefunden. In einer dritten Untersuchung konnte kein signifikanter Unterschied der Gehstreckenzunahme im Vergleich zur Plazebogruppe festgestellt werden. Allerdings führten beide Patientengruppen ein intensives physikalisches Training als Basistherapie durch (Tab. 5).

Für Flunarizin ist nur eine plazebokontrollierte Untersuchung vorhanden, die den stringenten Prüfungsbedingungen genügt. Hier konnte bei einer oralen Gabe von 10 mg ein hochsignifikanter Gehstreckenzuwachs für die Verumgruppe gefunden werden (Tab. 6).

Tab. 6: Stringente Studie mit Flunarizin (Zeichenerklärung s. Tab. 1)

Autor	Dosis (mg)	Anzahl	Therapie-dauer (W)	Zunahme sG(m)	Signifikanz
Schetz et al.	Plazebo o.	P: 22	12 Monate	P: 116	
[32]	2×5 o.	V: 18	12 Monate	V: 487	P<0,01

Tab. 7: Absolute Gehstreckenzunahme unter vasoaktiven Substanzen bzw. unter Gehtraining (Zeichenerklärung s. Tab. 1)

Autor	Substanz	Therapiedauer	Zunahme sG m/%
Bollinger [6]	Pentoxiphyllin	8 Wochen	471/208
Schetz [32]	Flunarizin	3 Monate	199/ 55
		12 Monate	390/108
Becker [3]	Naftidrofuryl	14 Tage	126/183
Trübestein [35]	Buflomedil	3 Monate	141/ 97
Porter [29]	Pentoxifyllin	24 Wochen	96/ 56
Clifford [7]	Gehtraining	6 Monate	236/78,9
Maass [27]	Gehtraining	10 Wochen/3°	259/142
		10 Wochen/6°	191/78,9
Hartmann [12]	Gehtraining	6 Wochen	—/ca. 30
		30 Wochen	—/ca. 90
Weidinger [37]	Gehtraining	4 Monate	223/131

Entscheidungskriterien zur medikamentösen Therapie

Vor einer medikamentösen Therapie muß immer die interventionelle Eröffnung der Makrostrombahn durch perkutane transluminale Angioplastie, lokale bzw. systemische Lyse, operative Entfernung des Verschlusses bzw. Implantation eines Bypasses versucht werden. Für die Trainierbarkeit muß die Durchblutungsreserve bekannt sein.

Welches der beschriebenen vasoaktiven Präparate eingesetzt wird, bleibt oft subjektiven Erfahrungen überlassen. Allerdings sollten bei vergleichbarer Wirksamkeit mögliche Nebenwirkungen bzw. individuelle Unverträglichkeitsreaktionen sowie die Behandlungskosten berücksichtigt werden. Die intraarterielle Anwendung von Alprostadil im Stadium II sollte die Ausnahme sein und nur dann erfolgen, wenn andere Maßnahmen unwirksam gewesen sind. Prinzipiell ist die intravenöse Applikation vasoaktiver Substanzen der oralen überlegen, da die Compliance deutlich höher und bekannt ist. Zum anderen akzeptieren die Patienten, die eine intravenöse Behandlung erfahren, das Gehtraining in Gruppen häufiger. Die eigenen Erfahrungen mit einer Gefäßsportgruppe zeigten, daß nur knapp 30 % der für ein Gehtraining in Frage kommenden Patienten diese Therapie wahrnehmen, regelmäßig nahmen sogar weniger als 10 % teil. Daß die Gehstreckenzuwächse durch Gehtraining mit denen durch vasoaktive Substanzen vergleichbar sind, zeigt eine Tabelle aus der Arbeit von HEIDRICH (Tab. 7; [13]).

Phytopharmaka im Stadium IIa

Wegen der guten Verträglichkeit ist bei beginnender Claudicatio der Einsatz sogenannter Phytopharmaka wie Knoblauch, Padma 28 und Ginkgo-biloba-

Tab. 8: Wirksamkeit von Phytopharmaka bei PAVK (Zeichenerklärung s. Tab. 1)

Autor	Dosis (mg)	Anzahl	Therapiedauer (W)	Zunahme sG(%)	Signifikanz
I. Knoblauch					
Kiesewetter	Plazebo o.	P: 32	12	P: 18	
et al. [22]	4×200 o.	V: 32	12	V: 29	p<0,05
II. Padma 28					
Hürlimann	Plazebo o.	P: 11	12	P: 6	
[15]	6×380 o.	V: 13	12	V: 54	P<0,02
III. Ginkgo-biloba-Extrakt					
Diehm et al.	Plazebo o.	P: 18	12	P: 33	
[10]	4×40 o.	V: 22	12	V: 47	p<0,05

Extrakt zu erwägen. In der Tabelle 8 sind drei Studien (zu jedem Präparat eine) mit positivem klinischen Ergebnis zusammengestellt. Allerdings setzt die Wirkung langsam ein, so daß eine relevante Wirksamkeit erst nach einigen Wochen beobachtet werden kann.

Hämodilution bei hohen Hämatokritwerten

Die genannten Maßnahmen sollten allerdings nur bis zu Hämatokritwerten von maximal 47 % durchgeführt werden. Günstiger ist, schon ab Hämatokritwerten von 45 % die hypervolämische Hämodilution mit Aderlässen einzusetzen. Die klinische Wirksamkeit dieser Maßnahme ist in zahlreichen Studien nachgewiesen worden (Tab. 9).

Tab. 9: Biometrisch adäquate Studien zur Wirksamkeit der Hämodilution auf die schmerzfreie Gehstrecke
(V = Verum, P = Plazebo, K = Kontrolle)

Autor	Anzahl	wash-out Wochen	Therapie Wochen	Lfbd.Stg.	km/h	Gehstrecke (m) vor Therapie V/K/P	Gehstrecke (m) nach Therapie	Diff. (m)	Sign.	Verum
Ernst	12	2	6	13 %	3	[1]V 140	210	70	0,01	H10
et al. [11]						[1]P 223	208	–15		
	12					[2]P 190	206	16		
	(Cross-Over)					[2]V 165	305	140	0,05	H10
([1] zuerst Hämodilution, dann Scheinbehandlung, [2] zuerst Scheinbehandlung, dann Hämodilution)										
Kiesewetter	15	2	6	12,5 %	3,2	V 209	271	62	0,05	H10
et al. [16]	15					P 206	240	34		
Kiesewetter	86	2	24	12,5 %	3,2	V 132	431	299	0,01	H10
et al. [17]	24					K 126	337	211		
Kiesewetter	41	2	24	12,5 %	3,2	V 124	514	390	0,01	H10+N
et al. [17]	24					K 126	337	211		
Kiesewetter	30	3	6	12,5 %	3,2	V 188	281	93	0,05	H10
et al. [19]	30					V 192	246	54		D10
Kiesewetter	20	4	6	5°	4	V 153	183	30	0,05	H10
et al. [20]	20					P 147	154	7		
Kiesewetter	25	4	6	5°	4	V 216	310	94	0,05	H10
et al. [21]	25					P 214	258	44		

H10 = 10 % Hydroxiäthylstärke 200/0,5, N = Naftidrofuryl, D10 = 10 % Dextran 40

Zusammenfassung

Zur Optimierung des Therapieerfolges ist es nützlich, ein pathophysiologisches Konzept zu erarbeiten, um gestörte operationell relevante Größen zu normalisieren. Dies können zum Beispiel der Blutvolumenstrom in den minderperfundierten Arealen oder die Knöchelarteriendrucke sein. Oft ist dies bei erschöpfter vasomotorischer Reserve nur durch ein Verflüssigen des Blutes bei Kenntnis des rheologischen Status möglich. Hier sind rheologische Parameter hilfreich. Wie die vorliegenden Studien gezeigt haben, ist eine alleinige Behandlung mit vasoaktiven Substanzen mit einer physikalischen Therapie vergleichbar. Die Kombination dieser beiden Maßnahmen kann der Einzelmaßnahme überlegen sein. Die Infusionsbehandlung im Stadium IIb ist der oralen überlegen, vor allem weil die Compliance bekannt ist und deutlich über der bei oraler Behandlung liegt.
Eine Stufentherapie sollte im Stadium IIa mit Gehtraining, kombiniert mit Phytopharmaka und gesteigerter Trinkmenge, beginnen. In der zweiten Behandlungsstufe (Gehstrecke zwischen 100 und 200 m) sollten oral verabreichte vasoaktive Substanzen mit Gehtraining kombiniert werden. Reicht die vermehrte Flüssigkeitsaufnahme nicht aus, muß der Hämatokrit durch eine hypervolämische Hämodilution auf Werte unter 45 % abgesenkt werden. In der dritten Stufe (Stadium IIb mit Gehstrecken unter 100 m) muß neben dem aktiven Gehtraining die intravenöse Applikation vasoaktiver Substanzen Anwendung finden. Der Hämatokrit sollte durch eine hypervolämische Hämodilution mit Aderlaß auf Werte zwischen 40 und 42 % abgesenkt werden. In der vierten und letzten Behandlungsstufe kommt die intraarterielle Gabe von Alprostadil, eventuell kombiniert mit einer Hämodilution, zur Anwendung. Der Hämatokrit muß auf Werte zwischen 38 und 40 % gesenkt werden. Ist noch eine vasomotorische Reserve vorhanden, sollte auch trainiert werden.

Literatur

1 Adhoute G, Bacout F, Barral M, Cardon J, Chevalier JM, Cuny A, Gillet M, Juhan C, Leguay G, Marion J, Marie J, Natali J, Nicaise H, Plagnol P, Revelin P, Rouffy P, Saulnier JP, Schmidt C, Vasseur JJ. Naftidrofuryl in peripheral artery occlusion disease. Angiology 1986; 37: 160—166.

2 Balas P, Pagratis N. Behandlung der peripheren arteriellen Verschlußkrankheit mit Bencyclan. Folia Angiol Suppl VII 1980; 81.

3 Becker HM, Ehlert O, Häring R, Maurer PC, Raithel D, Sperling M, Stockmann U, Storz LW. Wirksamkeitsnachweis von Dusodril-P1 bei arterieller Verschlußkrankheit in einer multizentrisch angelegten Doppelblindstudie. Med Welt 1979; 30: 1602.

4 Bisler H. Klinische Erfolge der Buflomediltherapie bei arterieller Verschlußkrankheit. Therapiewoche 1983; 33: 2204.

5 Blume J, Kiesewetter H, Rühlmann U. Clinical and haemorheological efficacy of i.a. PGE_1 infusions in intermittent claudication. Vasa 1987; 17: 32—35.

6 Bollinger A, Frei C. Double-blind study of pentoxifylline against placebo in patients with intermittent claudication. Pharmatherapeutica 1977; 1: 557.

7 Clifford PC, Davies PW, Hayne JA, Baird RN. Intermittent claudication: Is a supervised exercise class worth wile? Br Med J 1980; 280: 1503.

8 Clyne CAC, Galland RB, Fox MJ, Gustave R, Janet GH, Jamieson CW. A controlled trial of naftidrofuryl (praxilene) in the treatment of intermittent claudication. Br J Surg 1980; 67: 347.

9 Creutzig A, Caspary L, Radeke U, Specht S, Ranke C, Alexander K. Prospektive randomisierte Doppelblindstudie zur Wirksamkeit von i.a. Prostaglandin E_1 bei der schweren Claudicatio intermittens. Angio Arch 1988.

10 Diehm C, Heinrich F, Mörl H. Plazebokontrollierte multizentrische randomisierte doppelblinde Pilotstudie zur Prüfung der Wirksamkeit des Ginkgo-biloba-Extraktes EGb 761 bei Patienten mit peripherer arterieller Verschlußkrankheit im Stadium IIb nach Fontaine. Vasa 1990 (in Druck).

11 Ernst E, Matrai A, Kollar L. Hämodilution bei der peripheren arteriellen Verschlußkrankheit: eine plazebokontrollierte Doppelblindstudie. Lancet 1987; 8548: 1449—1451.

12 Hartmann B. Ergebnisse der ambulanten Ergotherapie bei peripherer arterieller Verschlußkrankheit im Stadium der Claudicatio intermittens. In: Nobbe F, Rudofsky G (Hrsg). Probleme der Vor- und Nachsorge und der Narkoseführung bei invasiver angiologischer Diagnostik und Therapie. S. 306. Pflaum: München 1983.

13 Heidrich H. Vasoaktive Pharmaka bei peripheren arteriellen Durchblutungsstörungen. Probleme, Prinzipien und Ergebnisse des therapeutischen Wirksamkeitsnachweises. Dtsch Med Wochenschr 1985; 110: 1219—1224.

14 Heidrich H, Boccalon HJL. Prinzipien kontrollierter klinischer Therapiestudien bei peripherer arterieller Verschlußkrankheit. Angio Arch 1986; 13: 17—21.

15 Hürlimann F. Eine lamaistische Rezeptformel zur Behandlung der peripheren arteriellen Verschlußkrankheit. Schweiz Rundsch Med Prax 1978; 67, 38: 1407—1409.

16 Kiesewetter H, Jung F, Blume J, Gerhards M. Isovolämische Hämodilution bei peripherer arterieller Verschlußkrankheit im Stadium IIb. Dtsch Med Wochenschr 1986; 111: 1307—1312.

17 KIESEWETTER H, JUNG F, BLUME J. BULLING B, GERHARDS M. Konservative Therapie bei der peripheren arteriellen Verschlußkrankheit im Stadium IIb. Optimierung unter rheologischen Gesichtspunkten. Med Welt 1986; 37: 1032—1037.

18 KIESEWETTER H, BLUME J, JUNG F, GERHARDS M, LEIPNITZ G. Gehtraining und medikamentöse Therapie bei der peripheren arteriellen Verschlußkrankheit. Dtsch Med Wochenschr 1987; 112: 873—878.

19 KIESEWETTER H, JUNG F, BLUME J, GERHARDS M. Hämodilution bei Patienten mit peripherer arterieller Verschlußkrankheit im Stadium IIb: Prospektiver randomisierter Doppelblind-Vergleich von mittelmolekularer Hydroxyäthylstärke und kleinmolekularer Dextranlösung. Klin Wochenschr 1987; 65: 324—330.

20 KIESEWETTER H, BLUME J, JUNG F, GERHARDS M, SPITZER S, LEIPNITZ G, WENZEL E. Beutelplasmapherese bei Patienten mit peripherer arterieller Verschlußkrankheit im Stadium IIb. Klin Wochenschr 1988; 66: 284—291.

21 KIESEWETTER H, BLUME J, JUNG F, SPITZER S, WENZEL E. Haemodilution with medium molecular weight hydroxyethyl starch in patients with peripheral arterial occlusive disease stage IIb. Journal of Internal Medicine 1990; 227: 107—114.

22 KIESEWETTER H, JUNG F, JUNG EM, BLUME J, SPITZER S, BIRK A, PINDUR G. Effects of coated tablets of garlic powder in peripheral arterial occlusive disease. Br Med J 1991.

23 KRAUSE D, DITTMAR K. Kombination krankengymnastischer Übungstherapie mit Bencyclan bei Claudicatio intermittens. MMW 1976; 118: 1281.

24 KRIESSMANN A, NEISS A, LUTILSKY L, RÄDLER M, VOLGER E, RUPP N. Änderung klinischer und hämodynamischer Parameter während Infusionen mit Lävulose und Naftidrofuryl sowie Lävulose und Placebo (randomisierte Doppelblindstudie). In: HILD R, SPAAN G (Hrsg). Therapiekontrolle in der Angiologie. S. 163. Baden-Baden 1979.

25 LINDGÄRDE F, JELNES R, BJÖRKMAN H, ADIELSSON G, KJELLSTRÖM T, PALMQUIST I, STAVENOW L. Konservative medikamentöse Therapie bei Patienten mit mittelschwerer chronischer peripherer arterieller Verschlußkrankheit. Circulation 1989; 80: 1549—1556.

26 MAASS U, AMBERGER HG, BÖHME H, DIEHM C, DIMROTH H, HEIDRICH H, HEINRICH F, HIRCHE H, MÖRL H, MÜLLER-BÜHL U, RUDOFSKY G, TRÜBESTEIN R, TRÜBESTEIN G. Naftidrofuryl bei arterieller Verschlußkrankheit. Dtsch Med Wochenschr 1984; 109: 745.

27 MAASS U, CACHOVAN M, ALEXANDER F. Einfluß eines kontrollierten Intervalltrainings auf die Gehstrecke bei Patienten mit Claudicatio intermittens. In: MAHLER F, NACHBUR B (Hrsg). Zerebrale Ischämie. S. 356. Huber: Bern, Stuttgart, Wien 1984.

28 PERRI DI T, GUERRINI M. Placebo-controlled double-blind study with pentoxifylline of walking performance in patients with intermittent claudication. Angiology 1983; 34: 40.

29 PORTER JM, CUTLER BS, LEE BY, REICH T, REICHLE FA, SCOGIN JT, STRANDNESS DE. Pentoxifylline efficacy in the treatment of intermittent claudication. Multicenter

controlled double-blind trial with objective assessment of chronic occlusive arterial disease patients. Am Heart J 1982; 104: 66—72.

30 Rudofsky G, Altenhoff B, Meyer P, Lohmann A. Intra-arterial perfusion with prostaglandin E_1 in patients with intermittent claudication. Vasa 1987; 17: 47—51.

31 Rudofsky G. Intravenöse PGE_1-Infusionsbehandlung bei Patienten mit arterieller Verschlußkrankheit im Stadium IIb. In: Heidrich H, Böhme H, Rogatti W (Hrsg). Prostaglandin E_1-Wirkungen und therapeutische Wirksamkeit. Springer: Berlin, Heidelberg, New York 1988.

32 Schetz J, Bostoen H, Clement D, Fornhoff M, Haerens A, Roekaerts P, Staessen AJ. Flunarizine in chronic obstructive peripheral arterial occlusive disease: a placebo-controlled, double-blind, randomized multicenter trial. Curr Therap Res 1978; 23: 121—130.

33 Schoop W. 1. Angiologie-Symposium, Institut für Arzneimittel des Bundesgesundheitsamtes. Berlin, Oktober 1981.

34 Tonak J, Knecht H, Groitl H. Zur Behandlung von Durchblutungsstörungen mit Pentoxifyllin. Med Wochenschr 1977; 31: 467.

35 Trübestein G, Balzer K, Bisler H, Klüken M, Mahfoud Y, Müller-Wiefel H, Unkel B, Ziegler W. Buflomedil bei arterieller Verschlußkrankheit. Ergebnisse einer kontrollierten Studie. Dtsch Med Wochenschr 1982; 107: 1957.

36 Trübestein G, Trübestein R, Ludwig M. Bencyclan bei arterieller Verschlußkrankheit im Stadium II. Fortschr Med 1989; 107: 781—784.

37 Weidinger P. Ergebnisse eines Langzeit-Gehtrainings bei arteriell gefäßkranken Patienten. In: Denck H, Prätorius C (Hrsg). Die ärztliche und psychologische Betreuung der Gefäßpatienten. S. 111. TM: Bad Oeynhausen 1984.

38 Widmer LK. Provisorische Richtlinien zur Prüfung der therapeutischen Wirksamkeit peripherer vasoaktiver Medikamente bei arterieller Durchblutungsstörung. Vasa 1981; 10: 337.

Diskussion Dr. Jung/Prof. Kiesewetter

Prof. Diehm:
Ich finde es gut, daß Sie diese Zusammenfassung gezeigt haben. Trotz Ihrer Resultate sollten wir aber kritisch bleiben. Was ist deshalb Ihr persönliches Credo, wie würden Sie Ihren Vater behandeln?

Dr. Jung:
Das ist die Frage, an der sich alles entscheidet. Das sehe ich genauso wie Sie. In Homburg versuchen wir die Parameter, die positiv beeinflußt werden, zu messen. Im Falle von Defiziten geben wir dann vasoaktive Substanzen. Natürlich behandeln wir einen Patienten, dessen Hämatokrit bei 48 bis 50 liegt, nicht mit Pentoxifyllin, sondern wir senken zunächst den Hämatokrit mit Hilfe der Hämodilution. Hat der Patient aber eine Einschränkung der Erythrozytenverformbarkeit, sollten zunächst vasoaktive Substanzen gegeben werden.

Prof. Spengel:
Mich stört, daß wir uns mit einem Vergrößerungsglas immer nur die erste Zeit der medikamentösen Therapie anschauen. Für mich ist vollkommen irrelevant, ob ein Patient nach zwei Wochen besser geht. Wenn ich mich entschlossen habe, einen AVK-Patienten zu therapieren, dann muß ich dies lebenslang in irgendeiner Weise tun. Heute ist er 50 oder 60, er muß aber 80 werden. Und was mich interessiert, ist, wie sieht es nach zehn Jahren aus? Das hat kein einziger untersucht, mit keinem der Medikamente. Ich kann mir durchaus vorstellen, daß wir da viele positive Dinge in bezug auf Prävention von Verschlüssen oder Progression der Arteriosklerose beobachten können. Wie schaut die Gehstrecke nach zehn Jahren aus? Das ist natürlich sehr schwer durchzuführen, aber es ist für ein Medikament zu fordern, das ich dem Patienten lebenslang verordne.

Dr. Jung:
Auch eine vierzehntägige Prüfung hat ihren Wert. Viele Patienten, die in das Gehtraining aufgenommen werden, erhalten am Anfang eine Hämodilution oder vasoaktive Substanzen. Wenn sie damit die Gehstrecke verbessern können, unterstützen Sie auf jeden Fall das Gehtraining. Eine zehnjährige Nachbeobachtung ohne Gehtraining dürfte dagegen alleine wegen mangelnder Compliance sehr schwer werden.

Prof. Gruß:
Das ist ein wunderbares theoretisches Konzept. Es scheitert aber am Patienten. Der wird Ihnen auch nicht sagen, was er alles getan hat, der nimmt natürlich sein Buflomedil oder Pentoxifyllin. Die Knoblauchpillen kauft er sich noch nebenbei. Ginkgo biloba nimmt er auch. Er macht vielleicht auch noch Yoga oder geht in eine Sportgruppe, das erzählt er Ihnen aber gar nicht. Es ist vollkommen illusorisch, jemanden länger als etwa sechs Monate auch nur einigermaßen gesichert zu beobachten.

Prof. Spengel:
Wir führen z. Z. eine Studie über zwei Jahre bei zerebralen Ereignissen durch. Die ersten Patienten sind jetzt fertig. Ich glaube, wenn man die Patienten motiviert und das Personal zur Verfügung hat, kann man die Patienten sehr wohl zwei Jahre bei der Stange halten.

Dr. Stastny:
Ich stelle immer wieder fest, daß Studien die Wirksamkeit von vasoaktiven Medikamenten bei einer Dosierung nachweisen, die weit über der empfohlenen Durchschnittsdosis liegt. In der Praxis aber wird aus Kostengründen meist nur die Hälfte dieser Dosis empfohlen.

Dr. Jung:
Die Dosierung war immer angegeben. Pentoxifyllin und Naftidrofuryl werden in vielen Zentren durchaus bis zu 1,2 g pro Tag dosiert. Die Studien waren zum größten Teil mit 600 mg pro Tag durchgeführt worden.

Prof. Landgraf:
Wenn Sie dieses Medikament oral geben, dann sollten Sie immer die höchsten Mengen geben, die gut vertragen werden. Mit niedrigen Dosierungen ist die Wirkung deutlich schwächer.

Dr. Stastny:
Wir empfehlen generell 600 mg bei Buflomedil. Sind auch 300 mg ausreichend, oder wie sehen Sie das?

Prof. Landgraf:
600 mg sollten gegeben werden. Der typische Verlauf ist nach meiner Erfah-

rung, daß die Patienten diese Dosierungsempfehlung bekommen, dann aber, vor allen Dingen aus Kostengründen, die Dosis auf eine Tablette pro Tag reduziert wird. Mit dieser Dosis kommen die Patienten dann wieder.

Prof. Diehm:
Noch etwas speziell zur Gehstrecke: Wenn Sie die Gehstrecke eines Patienten auf dem Laufband um 50 m verbessern, dann sind das im täglichen Leben nicht 50 m, sondern 150 m bis 200 m. Das darf man nicht unberücksichtigt lassen. Ich glaube, es ist für viele Patienten ungeheuer wichtig.

Kontrolle therapeutisch relevanter Parameter bei der Behandlung der peripheren arteriellen Verschlußkrankheit

F. Jung
H. Kiesewetter

Universität des Saarlandes,
Abt. für Klinische Hämostaseologie und Transfusionsmedizin,
Homburg/Saar

Einleitung

Als therapeutisch relevante Parameter werden Größen bezeichnet, die Wirkungen erfassen, welche therapieabhängig sind und nach Größe und Richtung mit pathophysiologischen Prinzipien übereinstimmen [53]. Die Erfassung dieser Meßgrößen ist aus pathophysiologischer Sicht sehr interessant und kann darüber hinaus auch Hilfen für die Optimierung einer Therapie liefern [31]. Als Nachweis für die klinische Wirksamkeit können sie hingegen nicht angesehen werden [1, 14, 17].

Definitionsgemäß hängen die therapeutisch relevanten Parameter sowohl vom betrachteten Krankheitsbild als auch von der durchgeführten Therapie ab. Die Stadien der peripheren arteriellen Verschlußkrankheit sind durch unterschiedlich weit fortgeschrittene Gefäßwandveränderungen gekennzeichnet, wobei im Stadium IV bereits Nekrosen bzw. gangränöse Hautveränderungen auftreten [38, 57]. Dies zeigt, daß stadienabhängig verschiedene Parameter therapeutisch relevant sein können. Auch die eingesetzte Therapie bestimmt, welche Parameter als relevant anzusehen sind. Bei einigen Therapieformen, die z. B. das Gerinnungssystem bzw. die Thrombozytenfunktion beeinflussen, eine sympathikolytische, serotoninantagonistische oder adenosindiphosphat- bzw. adenosintriphosphorsäurebereitstellende Aktivität besitzen, sollten spezifische Parameter erfaßt werden, auf die hier nicht eingegangen wird.

Im folgenden wird die Analyse auf die Therapie mit vasoaktiven Substanzen bei der peripheren arteriellen Verschlußkrankheit im Stadium II nach Fon-

taine beschränkt. Das Stadium II der peripheren arteriellen Verschlußkrankheit ist in über 80 % der Fälle Folge generalisierter organischer Gefäßwandveränderungen, die dazu führen, daß zwar unter Ruhebedingungen eine noch ausreichende Ver- und Entsorgung des Gewebes stattfindet, nicht jedoch unter Belastung. Zu berücksichtigen ist darüber hinaus, daß nicht nur die arteriellen Transportgefäße, sondern auch die Mikrogefäße betroffen sein können. Aus pathophysiologischer Sicht sind damit Blutflußmessungen in der Makro- und Mikrostrombahn unter Ruhe- und Belastungsbedingungen sinnvoll. Da die Makroangiopathie mit Veränderungen der Fließfähigkeit des Blutes verbunden ist [35, 36], wird von verschiedenen Arbeitsgruppen empfohlen, auch die Fließfähigkeit des Blutes zu erfassen [3, 5, 9, 11, 35, 38, 40, 41, 47].
Im folgenden werden allgemeine Kriterien vorgestellt, die für eine Kontrolle therapeutisch relevanter Parameter eingehalten werden sollten. Als Beispiel werden die gestellten Forderungen für die Fließfähigkeit des Blutes bzw. die Plasmaviskosität als rheologisch relevanter Parameter überprüft.

Allgemeine Kriterien

Die Kontrolle therapeutisch relevanter Parameter bei der Beurteilung pharmakologischer Wirkungen erfordert eine objektive Quantifizierung der Meßparameter. Um dies zu gewährleisten, müssen folgende Bedingungen erfüllt sein.

Tab. 1: Bedingungen zur objektiven Quantifizierung von Meßgrößen

—	Richtigkeits- und Qualitätskontrolle,
—	Standardisierung des Meßablaufs unter Berücksichtigung von:
	— Einfluß physiologischer Faktoren
	— Festlegung der Meßbedingungen

Während die Richtigkeits- und Qualitätskontrolle laufend durchgeführt werden muß, genügt es, den Einfluß physiologischer Einflußfaktoren einmal zu untersuchen (bzw. der Literatur zu entnehmen), um Blutentnahmebedingungen, Meßvorbereitung und Meßablauf in geeigneter Weise zu standardisieren.

Zur vollständigen Beurteilung der Meßdaten von Patienten muß sowohl der Referenzbereich bekannt sein, als auch die Schwankung der Meßgrößen über einen Tag, von Tag zu Tag oder etwa zwischen Sommer und Winter (Tab. 2).

Tab. 2: Erforderliche Kenndaten von Meßgrößen

–	Kenntnis der Schwankungsbreite der erfaßten Meßparameter,
–	Kenntnis des Referenzbereiches der erfaßten Meßparameter

Damit ist es möglich, pathologische Veränderungen der initialen Parameter sowie therapeutische Beeinflussungen zu erkennen und die eventuell zu erwartenden physiologischen Schwankungen zu berücksichtigen.

Methoden zur Kontrolle der Fließfähigkeit des Blutes

Die Vollblutviskosität hat sich bei klinischen Fragestellungen bisher nicht bewährt und deswegen keinen Einzug in den klinischen Alltag gefunden [49]. Sie hängt stark von der Konzentration der einzelnen Blutkomponenten ab und wird aus Schubspannung und Schergrad berechnet [28]. Sie weist eine hohe Unpräzision auf, da bei geringer Änderung des Schergrades erhebliche Abweichungen der Schubspannungen auftreten können [36]. Meßtechnisch bedingt (aufgrund der Sedimentation von Blutzellen bzw. Zellaggregaten) kann es darüber hinaus gerade bei der Low-Shear-Viskosimetrie zu Unterschätzungen der Zähigkeit des Blutes kommen [30]. Dies hat dazu geführt, daß Parameter gesucht wurden, die das Verhalten der Suspension Blut charakterisieren. Das sind die Viskosität der Suspensionsflüssigkeit (Plasmaviskosität), der Volumenanteil der Suspensionsartikel (Hämatokrit, Thrombokrit, Leukokrit), die auftretenden Zell-Zell-Wechselwirkungen (Erythrozyten-, Thrombozyten- und Leukozytenaggregation) sowie die Eigenschaften der gelösten Zellen (Erythrozyten- und Leukozytenverformbarkeit). Der Volumenanteil von Thrombozyten und Leukozyten wird im allgemeinen vernachlässigt, Leukozytenaggregation und -verformbarkeit können zur Zeit in ihrer Bedeutung noch nicht abgeschätzt werden, so daß als Parameter verbleiben:
Hämatokrit,

Plasmaviskosität,
Erythrozytenaggregation,
Thrombozytenaggregation
Erythrozytenverformbarkeit.

Exemplarisch werden am Beispiel des Parameters Plasmaviskosität die in den Tabellen 1 und 2 aufgeführten Anforderungen diskutiert. Zur Messung der Plasmaviskosität wird ein automatisiertes Kapillarviskosimeter eingesetzt (Kapillarschlauch-Plasmaviskosimeter, Fresenius AG, Oberursel) [21].

Richtigkeits- und Qualitätskontrolle

Für das Kapillarschlauch-Plasmaviskosimeter existieren zwei Normlösungen definierter Viskosität, Osmolarität, pH-Wert und Oberflächenspannung zur Kalibrierung und Überprüfung des Gerätes [21]. Präzisionskontrollen in vier verschiedenen Viskositätsbereichen (0,7 mPa · s; 1,1 mPa · s; 1,4 mPa · s; 1,9 mPa · s) zeigten für alle vier Meßbereiche einen Variationskoeffizienten von 1,14 %. Zur Bestimmung der Präzision von Tag zu Tag wurde eine Kontrollkarte über 20 aufeinanderfolgende Arbeitstage angelegt [51, 56]. Hier ergab sich ein Variationskoeffizient von 1,8 % [18].
Vor Beginn der Messungen sollte eine tägliche Kalibrierung des Gerätes mit Normlösungen vorgenommen und eine Qualitäts- und Richtigkeitskontrolle durchgeführt werden [18].

Standardisierung des Meßablaufs

Einfluß physiologischer Faktoren:

Alter, Geschlecht, Rauchen:
Faktoren wie Alter, Geschlecht oder Zigarettenrauchen beeinflussen die Plasmaviskosität bei Gesunden nicht [19]. Erst wenn es durch langjähriges, starkes Rauchen zu einer chronischen Bronchitis kommt, steigt die Plasmaviskosität deutlich an, da die Konzentrationen von Entzündungseiweißen wie Fibrinogen, Alpha-2-Makroglobulin und Coeruloplasmin ansteigen.

Perorale Flüssigkeitsaufnahme:
Eine Änderung der Plasmaviskosität infolge peroraler Flüssigkeitsaufnahme (auch großer Mengen) tritt nicht auf [26]. Nur bei dehydrierten Personen kann ein Abfall registriert werden [48]. Eigene Untersuchungen zeigen, daß bei normalem Hydrationszustand keine Veränderungen auftreten (Gruppe I), während nach mehrtägiger Einschränkung der Flüssigkeitsaufnahme eine Zunahme zu beobachten ist (Gruppe II). Tabelle 3 zeigt die Veränderungen der Plasmaviskosität nach der Aufnahme von einem Liter Wasser innerhalb von fünf Minuten für die beiden Gruppen (Cross-Over-Untersuchung).

Tab. 3: Plasmaviskosität vor und nach Flüssigkeitsaufnahme bei normaler Hydration (Gruppe I) und Dehydration (Gruppe II)

	n	vor	1 h nach	2 h nach
Gruppe I	8	1,24 ± 0,05	1,24 ± 0,04	1,24 ± 0,05
Gruppe II	8	1,27 ± 0,06	1,23 ± 0,05	1,24 ± 0,05

Nahrungsaufnahme:
Durch die Nahrungsaufnahme wird die Plasmaviskosität (PV) in Abhängigkeit von der aufgenommenen Fettmenge beeinflußt. Charm et al. [6] fanden nach einer Aufnahme von 50 g Butter keine Veränderung der Plasmaviskosität.
Eine Stunde nach der Aufnahme von 250 ml Sahne zeigte sich eine tendenzielle Zunahme der Plasmaviskosität (n = 10 Probanden) [20]. Nach der Aufnahme von 100 g Butter mit zwei Brötchen (n = 10 Probanden) tritt hingegen eine signifikante Beeinflussung der Plasmaviskosität auf. Die Ergebnisse zeigt Tabelle 4.

Tab. 4: Plasmaviskosität vor und nach einer Fettbelastung mit 100 g Butter

	vor	nach 2 h	nach 5 h
PV [mPa · s]	1,25 ± 0,05	1,29 ± 0,05	1,29 ± 0,08

Nach der Fettbelastung kommt es zu einer Zunahme der Plasmaviskosität; nach zwei Stunden ist die Erhöhung signifikant auf dem 1%-Niveau, nach fünf Stunden auf dem 5%-Niveau. Ein Unterschied zwischen dem Zeitpunkt nach zwei und fünf Stunden besteht nicht.
Die beschriebenen Daten lassen erkennen, daß nur eine extrem hohe akute Fettbelastung, die im Normalfall nicht üblich ist, zu einer Steigerung der Plasmaviskosität führt. Die Schlußfolgerung hieraus ist, daß eine Plasmaviskositätsbestimmung nach einem opulenten Mahl nicht vorgenommen werden sollte, während bei normaler Kost die Plasmaviskosität jederzeit bestimmt werden kann.

Psychische Belastung:
Eine Belastung der Plasmaviskosität durch psychische Belastungen wurde von Miale verneint [43], hingegen von Ehrly — allerdings in geringem Ausmaß — beschrieben [13].

Physische Belastung:
Während die Kurzzeitbelastung (Ergometrie, beginnend bei 50 Watt; Steigerung nach einer Minute um 50 Watt bis zur muskulären Erschöpfung) lediglich tendenzielle Veränderungen der Plasmaviskosität verursacht (Tab. 5), findet sich direkt nach langzeitiger Belastung (z. B. Langlauf) — wahrscheinlich als Zeichen der Dehydration — ein signifikanter Anstieg der Plasmaviskosität [42].

Tab. 5: Plasmaviskosität vor und nach maximaler Belastung

	nach Landgraf, Ehrly [41] PV [mPa · s]		eigene Untersuchung PV [mPa · s]
vor Belastung	1,24 ± 0,06	vor Belastung	1,27 ± 0,08
3 min nach Belastung	1,27 ± 0,08	1 h nach Belastung	1,30 ± 0,07

Dagegen findet sich bei Ausdauersportlern langfristig eine niedrigere Plasmaviskosität als bei untrainierten Gesunden (Tab. 6).

Tab. 6: Plasmaviskosität bei Joggern und Nichtjoggern nach Letcher et al. [42]

	Anzahl	PV[mPa · s]
Jogger	n = 33	1,20 ± 0,04
Nichtjogger	n = 25	1,25 ± 0,03

Der Grund für die Abnahme ist bisher unklar. Vermutet wurde mehrfach ein erhöhtes Plasmavolumen als Folge der chronischen endogenen Hämodilution. Dies scheint jedoch unter Berücksichtigung von Hämatokrit und Albuminkonzentration wenig wahrscheinlich, da sich diese beiden Größen nicht unterscheiden. Da die Plasmaviskositätserniedrigung aber mit erniedrigten Gammaglobulin- und Fibrinogenkonzentrationen korreliert [7], spielt möglicherweise die erhöhte fibrinolytische Aktivität bei körperlicher Belastung eine Rolle.

Therapeutische Maßnahmen:
Ausgeprägte Wirkungen auf die Plasmaviskosität können nach iatrogenen Maßnahmen beobachtet werden. Während die Blutverdünnung aus rheologischer Sicht als erwünschter Effekt zu betrachten ist, stellt das Gegenteil, die Eindickung des Blutes, eine nicht erwünschte Nebenwirkung dar.
Für vasoaktive Substanzen gibt es eine Reihe von Untersuchungen, in denen eine rheologische Wirkung beschrieben wurde [10]. So ist für Pentoxifyllin [4, 8, 44, 52, 55], Naftidrofuryl [24, 37, 45], Bencyclan [58] und Ginkgo biloba [23, 47] eine Senkung der Plasmaviskosität sowohl im Akutmodell als auch im Langzeitversuch beschrieben.
Das Gegenteil ist für die hochdosierte diuretische Behandlung bekannt. So zeigt ein Vergleich von Hypertonikern mit und ohne diuretische Behandlung, daß die Gruppe mit Diuretika im Mittel höhere Viskositäten aufweist [22]. Darüber hinaus konnte in einer kontrollierten Untersuchung gezeigt werden, daß die Reduktion der Diuretikadosis bei Patienten mit arterieller Hypertonie und arteriosklerotisch verändertem Gefäßsystem zu einer Senkung der Plasmaviskosität und des Blutdruckes führt [29]. Zu Beginn der Reduktionsstudie unterschieden sich die beiden Patientengruppen nicht. Bei den Patienten der Gruppe I wurde die Diuretikadosis auf 30 % der initialen Dosis

reduziert, bei den Patienten der Gruppe II wurde die Therapie unverändert weitergeführt. Blutdruck und Plasmaviskosität beider Gruppen sind in Tabelle 7 vor und 8 Monate nach der Reduktion zusammengestellt.

Tab. 7: Blutdruck und Plasmaviskosität nach Reduktion der Diuretikadosis (Gruppe I) im Vergleich zu einer unverändert weiterbehandelten Gruppe (Gruppe II)

		PV[mPa · s]		RR [mmHg]	
Gruppe I	vor	1,42 ± 0,09		156/106	
	nach	1,35 ± 0,09	$p < 0,05$	149/108	$p < 0,05$/ns
Gruppe II	vor	1,40 ± 0,07		167/106	
	nach	1,44 ± 0,11	ns	163/107	ns/ns

Während in der Kontrollgruppe (Gruppe II) keine signifikanten Veränderungen auftraten, kam es in der Reduktionsgruppe (Gruppe I) zu einer signifikanten Abnahme der Plasmaviskosität um ca. 5 % und — vermutlich über die Senkung des peripher viskösen Widerstandes — auch zu einer signifikanten Abnahme des systolischen Blutdruckes um 4,5 %.

Festlegung der Meßbedingungen

Bei dem eingesetzten Meßgerät ist der Meßablauf automatisiert, so daß hier keine Standardisierung notwendig ist. Erforderlich ist aber die korrekte Durchführung der Blutentnahme sowie eine standardisierte Behandlung der Blutprobe.
Da die Blutentnahmebedingungen einen Einfluß auf den später bestimmten Laborparameter haben [2], muß die Blutentnahme standardisiert erfolgen. Die Blutproben sollten aus der Kubitalvene ohne Stauung [27] bei immer gleicher Körperhaltung [39] entnommen werden [2], um Verschiebungen interstitieller Flüssigkeit aufgrund von Änderungen des hydrostatischen Druckes zu vermeiden. Zur Entnahme sollten sterilisierte Einmalspritzen mit großlumigen Kanülen [2] eingesetzt werden. Das Blut wird mit Natrium-Heparinat antikoaguliert (10—15 IU/ml) [16] und anschließend

mit 3 000 U/min (entsprechend 1 500 g) zentrifugiert, um das Eindringen eiweißfreier Flüssigkeit in die Blutzellen und damit ein Eindicken des Plasmas zu verhindern [15]. Während der Lagerungszeit sollten die Blutproben bei Raumtemperatur in verschließbaren Polystyrolröhrchen aufbewahrt werden.
Zur Messung muß das Plasma blasenfrei in die Spritze aufgezogen werden. Dies kann am einfachsten dadurch gewährleistet werden, indem die Spritze nach dem Aspirieren des Plasmas fünf Minuten gelagert wird [50].

Schwankungsbreite der Plasmaviskosität

Die hämorheologischen Parameter unterliegen einer zirkadianen Rhythmik [12, 26, 54]. Die mittlere Schwankung der Plasmaviskosität (n = 12 Probanden) zwischen 8 und 16 Uhr zeigt Abbildung 1.
Im untersuchten Zeitraum besteht keine signifikante Schwankung der Meßgröße. Im Einzelfall betragen die größten Abweichungen bis 0,03 mPa · s, wobei die kleinsten Werte am frühen Nachmittag gemessen wurden.

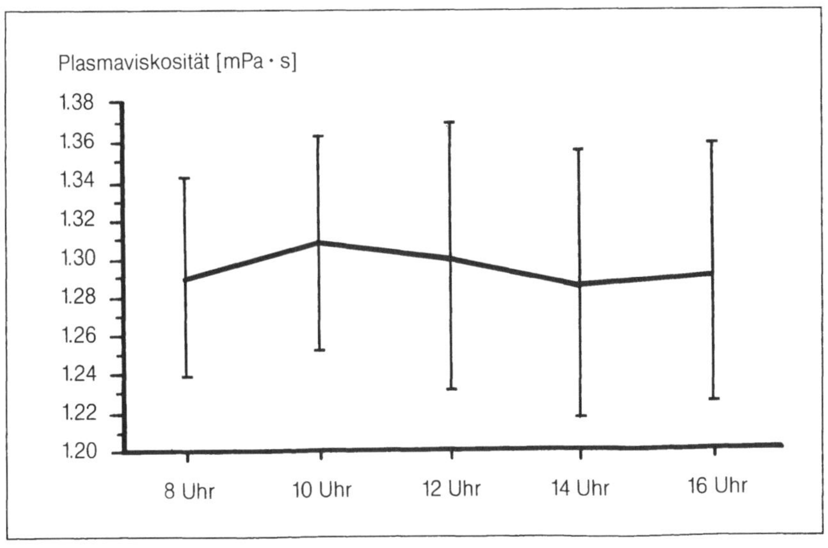

Abb. 1: Plasmaviskosität zwischen 8 und 16 Uhr

In einer Untersuchung von Ehrly und Jung (über ein 24-Stunden-Intervall an n = 11 gesunden Probanden) zeigte sich im Mittel ebenfalls eine gute Konstanz der Plasmaviskosität über den Tagesbereich. Der Minimalwert wurde um 3 Uhr morgens gemessen [12]. Aus diesem Grund sollten die Blutproben zur Quantifizierung der Fließfähigkeit des Blutes tagsüber entnommen werden. Für den Bereich zwischen 8 und 16 Uhr ist die Schwankung der Meßgröße aufgrund der zirkadianen Rhythmik vernachlässigbar gering; als Zeitpunkt der Blutentnahme sollte deshalb der Vormittag gewählt werden.

Referenzbereich der Plasmaviskosität

In einer Feldstudie mit 639 Teilnehmern, von denen 283 als gesund eingestuft werden konnten, zeigte sich eine Spezifität der Plasmaviskosität von 0,963 [25]. Die mittlere Plasmaviskosität betrug 1,24 mPa · s, der Referenzbereich lag zwischen 1,14 und 1,34 mPa · s. Werte oberhalb von 1,34 mPa · s (Mittelwert plus zweifache Standardabweichung) sind definitionsgemäß pathologisch [32].

Zusammenfassende Diskussion

Die objektive Erfassung von Meßgrößen ist eine wesentliche Voraussetzung für die korrekte Beurteilung der Wirkungen vasoaktiver Substanzen. Nur wenn richtig und reproduzierbar gemessen wird, können Veränderungen von Meßgrößen in Transversal- besonders jedoch in Longitudinalstudien erfaßt werden. Um dies bei der Durchführung von Studien zur Wirkung von Pharmaka auf die Fließfähigkeit des Blutes oder die Durchblutung der Makro- bzw. Mikrostrombahn zu gewährleisten, sollte eine fortgesetzte, täglich wiederholte Richtigkeits- und Qualitätskontrolle durchgeführt werden [51, 56]. Andererseits müssen physiologische Schwankungen der Parameter, aufgrund periodischer, ernährungsbedingter oder belastungsabhängiger Veränderungen, im Design einer Untersuchung berücksichtigt werden.

Die Kenntnis der Referenzbereiche der Parameter erlaubt die Beurteilung, ob und inwieweit pathologische Veränderungen vor Beginn einer Behandlung vorliegen und ob es im Verlauf der Therapie zu einer Normalisierung (Veränderung der Parameter vom pathologischen Ausgangsniveau in den

Referenzbereich) kommt. Nur unter Berücksichtigung aller beschriebenen Gesichtspunkte ist eine objektive Beurteilung und eine korrekte Bewertung der aufgetretenen Veränderungen therapeutisch relevanter Parameter möglich.

Literatur

1 Adank K, Barras JP, Biland L, Bollinger A, Galeazzi R, Kämpf R, Mirimanoff P, Schelling JL, Widmer LK. Provisorische Richtlinien zur Prüfung der therapeutischen Wirksamkeit peripherer vasoaktiver Medikamente bei arterieller Durchblutungsstörung. Vasa 1981; 10: 337—341.

2 Alström T, Gräsbeck R, Hjelm M, Skandsen S. Recommendations concerning the collection of reference values in clinical chemistry and activity report. Scand J Clin Lab Invest 1975; 35: 1—43.

3 Angelkort B, Boateng K, Maurin N. Blood fluidity and coagulation phenomena in chronic arterial occlusive disease. J Int Med Res 1980; 8: 242.

4 Angelkort B, Kiesewetter H. Influence of risk factor and coagulation phenomena on fluidity of blood in chronic arterial occlusive disease. Scand J Clin Lab Invest 41 (Suppl) 1981; 156: 185.

5 Böhme H, Everts B. Hämodilution und Defibrinogenierung in der Behandlung arterieller Durchblutungsstörungen. Int Welt 1985; 8: 225—231.

6 Charm S, McComis W, Tejada C, Kurland G. Effect of a fatty meal on whole blood and plasma viscosity.

7 Charm SE, Paz H, Kurland GS. Reduced plasma viscosity among joggers compared with non-joggers. Biorheology 1979; 16: 185—189.

8 Clivati A, Agosti R, Cherubini P, Spelta P, Bonvini G, Riciardi G, Pagliano L. Hemorheological properties in betathalassemia. Clin Hemorheology 1985; 5: 686.

9 Dormandy J. A practical impact of hemorheology on the treatment of chronic peripheral ischemia. Angiology 1981; 32: 710—714.

10 Ehrly AM. Therapeutische Hämorheologie. Springer: Berlin 1989.

11 Ehrly AM. Verbesserung der Fließfähigkeit des Blutes: Ein neues Prinzip zur medikamentösen Therapie chronischer peripherer arterieller Durchblutungsstörungen. Vasa Suppl 1 1973.

12 Ehrly AM, Jung G. Circadian rhythm of human blood viscosity. Biorheology 1973; 10: 577.

13 Ehrly AM, Landgraf H, Hessler J, Saeger-Lorenz K. Influence of a video film — induced emotional stress on the flow properties of blood. Clin Hemorheology 1983; 3: 254.

14 Harkness J. The viscosity of human plasma: its measurement in health and disease. Biorheology 1971; 8: 171—193.

15 Heidrich H, Boccalon HJL. Prinzipien kontrollierter klinischer Therapiestudien bei peripherer arterieller Verschlußkrankheit. Angio Arch 1986; 13.

16 International Committee for Standardization in Haemotology. Recommendations for a selected method for the measurement of plasma viscosity. J Clin Pathol 1984; 37: 1147—1152.

17 Jesdinsky HJ. Memorandum zur Planung und Durchführung kontrollierter klinischer Therapiestudien. Schriftenreihe der Deutschen Gesellschaft für Medizinische Dokumentation, Informatik und Statistik. Heft 1, Schattauer: 1978.

18 Jung F. Neue Meßgeräte zur rheologischen Diagnostik und Therapie für Gefäß- und Kreislauferkrankungen. Diss RWTH Aachen 1985.

19 Jung F, Roggenkamp HG, Ringelstein EB, Leipnitz G, Schneider R, Kiesewetter H, Zeller H. Effect of sex, age, body weight, and smoking on plasma viscosity. Klin Wochenschr 1986; 64: 1076—1081.

20 Jung F, Roggenkamp HG, Schneider R, Kiesewetter H. Das Kapillarschlauch-Viskosimeter. Ein neues Meßgerät zur Quantifizierung der Blutplasmaviskosität. Biomed Tech 1983; 28: 249—252.

21 Jung F, Roggenkamp HG, Ringelstein EB, Schmidt J, Kiesewetter H. Das Kapillarschlauch-Plasmaviskosimeter: Methodik, Qualitätskontrolle und Referenzbereich. Biomed Tech 1985; 30, Heft 6: 152—158.

22 Jung F, Spitzer S, Blum C, Feldmann M, Konze R, Gilles M, Nüttgens HP, Franke RP, Kiesewetter H, Wenzel E, Jutzler G. Mikrozirkulatorische und hämorheologische Veränderungen bei Patienten mit arteriellem Bluthochdruck. In: Strauer EB, Ehrly AM, Leschke M. Fortschritte in der kardiovaskulären Hämorheologie. S. 45—49. MWP: München 1987.

23 Jung F, Mrowietz C, Kiesewetter H, Wenzel E. Effect of Ginkgo biloba on fluidity of blood and peripheral microcirculation in volunteers. Drug Res 1990; 40 (1): 589—593.

24 Jung F, Waldhausen P, Schwab J, Molter A, Scheffler P, Kiesewetter H, Wenzel E. Einfluß von Naftidrofuryl auf die Mikrozirkulation bei der peripheren arteriellen Verschlußkrankheit. Med Welt 1986; 37: 132—137.

25 Jung F, Kiesewetter H, Roggenkamp HG, Nüttgens HP, Ringelstein EB, Gerhards M, Kotitschke G, Wenzel E, Zeller H. Bestimmung der Referenzbereiche rheologischer Parameter: Studie an 653 zufällig ausgewählten Probanden im Kreis Aachen. Klin Wochenschr 1986; 64: 375—381.

26 Jung G. Über die physiologische Variabilität des Blutes. Dissertation, Frankfurt 1974.

27 Junge B, Hoffmeister H, Fedderson HM, Röcker L. Standardisierung der Blutentnahme. Dtsch Med Wochenschr 1987; 103: 121—129.

28 Kiesewetter H. Bestimmung der scheinbaren Fluidität und des Fließpunktes an Suspensionen roter Blutzellen mit einem schubspannungskonstanten Rotations-Viskosimeter. Dissertation RWTH Aachen 1980.

29 Kiesewetter H, Jung F. Zur klinischen Bedeutung der Plasmaviskosität. In: Henrich

HA (Hrsg). Blutverdünnung, Blutersatz. S.159—172. Schmitt & Meyer: Würzburg 1988.

30 KIESEWETTER H, JUNG F, ROGGENKAMP HG. Einfluß der Fließfähigkeit des Blutes auf die Versorgung des Gewebes. In: HEILMANN L, KIESEWETTER H, ERNST E. Klinische Rheologie und Beta-1-Blockade. S. 11—18. Zuckschwerdt: München 1984.

31 KIESEWETTER H, JUNG F, ROGGENKAMP HG, NÜTTGENS HP, LEIPNITZ G, RINGELSTEIN EB, WENZEL E, GRILLMAIER R. Zur diagnostischen Bedeutung rheologischer Parameter in der Klinik. In: STRAUER EB, EHRLY AM, LESCHKE M. Fortschritte in der kardiovaskulären Hämorheologie. S. 185—194. MWP: München 1986.

32 KIESEWETTER H, JUNG F, LADWIG KH, WATERLOH E, ROEBRUCK P, SCHNEIDER R, KOTITSCHKE G, BACH R. Prädiktorfunktion hämorheologischer Parameter im Hinblick auf die Inzidenz manifester Durchblutungsstörungen: Konzept der Aachen-Studie. Klin Wochenschr 1986; 64: 653—662.

33 KIESEWETTER H, JUNG F, BLUME B, BULLING B, GERHARDS M. Konservative Therapie bei der peripheren arteriellen Verschlußkrankheit im Stadium IIb: Optimierung unter rheologischen Gesichtspunkten. Med Welt 1986; 37: 1033—1038.

34 KIESEWETTER H, WINKELHOG C, JUNG F, WITT R, KOTITSCHKE G, NÜTTGENS HP, WENZEL E. Zur Früherkennung der peripheren arteriellen Verschlußkrankheit. CorVasa 1988; 3: 136—142.

35 KIESEWETTER H, SPITZER S, JUNG F, BIRK A, WALDHAUSEN P, BACH R, SCHIEFFER H, WENZEL E. Die Plasmaviskosität als neuer Risikofaktor in der Angiologie. Natur und Ganzheitsmedizin 1989; 4: 124—130.

36 KIESEWETTER H, JUNG F, SPITZER S, WENZEL E. Die Fließeigenschaften des Blutes und ihre klinische Bedeutung beim arteriellen Gefäßpatienten. Internist 1989; 30: 420—428.

37 KIESEWETTER H, BLUME J, JUNG F, RADTKE H, BULLING B, GERHARDS M, PRÜNTE C, REIM M. Hämorheologische Aspekte peripherer arterieller Verschlußkrankheiten. Med Welt 1984; 35: 896—901.

38 KRIESSMANN A. Klinische Bedeutung vasoaktiver Substanzen bei der peripheren arteriellen Verschlußkrankheit. In: KIESEWETTER H, JUNG F (Hrsg). Konservative Behandlung peripherer und zerebraler Durchblutungsstörungen. S. 67—70. Ermer: Homburg 1987.

39 KREUTZ FH. Auswirkungen der Probennahme auf klinisch-chemische Untersuchungsergebnisse. In: ROKA L. Optimierung der Diagnostik. S. 149—163. Springer: Berlin, Heidelberg, New York 1972.

40 LANDGRAF H, EHRLY AM. Möglichkeiten und Bedeutung der Quantifizierung der Plasmaviskosität. In: KIESEWETTER H, EHRLY AM, JUNG F (Hrsg). Hämorheologische Meßmethoden. S. 35—41. MWP: München 1985.

41 LANDGRAF H, EHRLY AM. Verhalten hämorheologischer Parameter und des Gewebesauerstoffdruckes im Verlauf einer hypervolämischen Hämodilution bei Patienten mit arterieller Verschlußkrankheit. In: Neuere klinische Aspekte zur Hämodilution. S. 115—124. Schattauer: Stuttgart 1987.

42 LETCHER RL, PICKERING TG, CHIEN S, LARAGH JH. Effects of plasma viscosity in athletes and sedentary normal subjects. Clin Cardiol 1981; 4: 172—179.

43 MIALE JB. Laboratory medicine: Hematology. Mosby: St. Louis 1977.

44 PEREGO MA, SERGIO G, ARTALE F. Aspetti emoreologico alla fisiopatologia e alla clinical dell arteriopatia ostruttiva periferica. Ric Clin Lab 11, Suppl 1981; 1: 281.

45 RADTKE H, KIESEWETTER H, ROGGENKAMP HG, JUNG F. Zur rheologischen Wirksamkeit von Naftidrofuryl und Pentoxifyllin. Med Welt 1983; 34: 833—836.

46 RIEGER H. Induzierte Blutverdünnung (Hämodilution) als neues Konzept in der Therapie peripherer Durchblutungsstörungen. Internist 1975; 23: 375—382.

47 RUDOFSKY G. Wirkung von Ginkgo biloba bei arterieller Verschlußkrankheit. Fortschr Med 1987; 105: 397—400.

48 SATO T. Studies in serum viscosity. J med Sci 1936; 10: 195—208.

49 SCHMID-SCHÖNBEIN H. Physiologie und Pathophysiologie der Mikrozirkulation aus rheologischer Sicht. Internist 1982; 23: 359.

50 SCHMIDT I, SILBERZAHN J. Das Kapillarschlauch-Plasmaviskosimeter. MTA 1990; 5: 959—962.

51 SCHINKOWSKI E, SCHÜRZ O. Statistische Qualitätskontrolle. VEB Technik 1974.

52 SCHNEIDER R, KÖRBER N, BROCKMANN M, KIESEWETTER H. The haemorheological treatment of lacunar strokes. In: TRÜBESTEIN G. Konservative Therapie arterieller Durchblutungsstörungen. S. 321. Thieme: Stuttgart 1986.

53 SCHOOP WE. 1. Angiologie-Symposium. Institut für Arzneimittel des Bundesgesundheitsamtes: Berlin 1981.

54 SEAMAN GVF, ENGEL R, SWANK RL, HISSEN W. Circadian periodicity in some physiological parameters of circulating blood. Nature 1965; 4999: 833—835.

55 SOMER T, DITZEL J. Clinical and rheological studies in a patient with hyperviscosity syndrom due to Waldenström's macroglobulinaemia. Bibl Haematol 1981; 47: 242.

56 STAMM D. Qualitätskontrolle klinisch-chemischer Analyse. Thieme: Stuttgart 1972.

57 TRÜBESTEIN G. Prüfrichtlinien für kontrollierte therapeutische Studien im Stadium III und IV bei peripherer arterieller Verschlußkrankheit. In: Prinzipien kontrollierter klinischer Therapiestudien bei peripherer arterieller Verschlußkrankheit. Angio Arch 1986; 13: 37—38.

58 VÖLKER D. Rheologische Veränderungen unter oraler Langzeittherapie mit Bencyclan. Therapiewoche 1974; 24: 2901.

Diskussion Dr. Jung, zweiter Vortrag

Prof. Landgraf:
Die Plasmaviskosität ist ein relativ gut untersuchter Parameter, der sehr gut als Beispiel geeignet ist. Es gibt aber viele Parameter, die man nur schwer standardisiert kontrollieren kann, z. B. die Gehstrecke.

Dr. Jung:
Thema meines Vortrages waren die therapeutisch relevanten Parameter, während die Gehstrecke ja die klinische Wirksamkeit bestimmt.
Die Standardisierung der Gehstreckenbestimmung mit den physiologischen Einflußparametern ist ein Problem, zu welchem in unserer Arbeitsgruppe gerade eine Doktorarbeit durchgeführt wird. Der experimentelle Teil ist zwar im wesentlichen abgeschlossen, eine Auswertung liegt dazu jedoch noch nicht vor, so daß ich aus eigener Erfahrung dazu nichts sagen kann. Erste Untersuchungen zu dieser Fragestellung gibt es jedoch in der Literatur von Herrn Cachovan.

Prof. Hamann:
Ab welchem Wert ist denn die Viskosität pathologisch?

Dr. Jung:
Definitionsgemäß bilden 95 % der bei Gesunden gemessenen Werte eines Parameters den Referenzbereich (Galen & Gambino, 1979). Dabei ist die Ausschlußdiagnostik für Gesunde, die Durchführungsbedingungen an eine Querschnittsstudie zur Erfassung von Referenzbereichen und die Bedingungen, welche Population zugelassen wird (Alström, 1975), festgelegt.

Prof. Hamann:
Ich habe noch eine zweite Frage, eine Verständnisfrage. Wenn man jemandem einen Liter Wasser in fünf Minuten zu trinken gibt, ist da zu erwarten, daß bei ihm nach einer Stunde eine Änderung der Viskosität auftritt? In einer Stunde wird doch die gesamte Menge ausgeschieden.

Dr. Jung:
Sie haben völlig recht, genau dies haben wir ja auch gezeigt. Bei normaler Hydration ist der Liter Flüssigkeit bereits nach einer Stunde ausgeschieden

und es gibt keine Beeinflussung der Plasmaviskosität. Im Falle einer Exsikkose jedoch finden Sie eine Stunde nach der Flüssigkeitsaufnahme eine deutliche Verminderung der Ausgangsplasmaviskosität. Dies wird bei uns als einfacher Test eingesetzt, ob bei den Patienten eine eingeschränkte Hydration besteht oder nicht.

Prof. Hamann:
Wir geben den Patienten viel zu trinken. Ist denn das überhaupt erfolgversprechend?

Dr. Jung:
Ja. Kommt der Patient dehydriert, wird durch die Flüssigkeitsgabe die Eindickung des Blutes aufgrund der gestörten Flüssigkeitsbilanz ausgeglichen und die Plasmaviskosität nimmt ab. Kommt er in normalem Hydrationszustand, sollten auf jeden Fall zwei bis drei Liter Flüssigkeit pro Tag angeboten werden.

Prof. Landgraf:
Das waren aber Akutuntersuchungen. Es erfolgten keine Langzeituntersuchungen, um einen Effekt möglicherweise doch nachzuweisen. Es ist eine Langzeittherapie, daß man empfiehlt, viel zu trinken.

Dr. Jung:
Das ist richtig.

Prof. Diehm:
Ist die Plasmaviskosität klinisch relevant? Bleibt da etwas für die Praxis übrig?

Dr. Jung:
Herr Kiesewetter konnte im Rahmen der Aachen-Studie zeigen, daß die Plasmaviskosität von prädiktiver Bedeutung für das spätere Auftreten einer arteriellen Durchblutungsstörung (AVK) ist. In der Inzidenzgruppe mit erhöhter Plasmaviskosität (PV größer als 1,29 mPas) entwickelten in einem Zeitraum von zwei Jahren doppelt so viele Teilnehmer eine AVK als in der sonst strukturgleichen Vergleichsgruppe. Ähnliche Ergebnisse gibt es jetzt aus Großbritannien, aus der Caerphilly-Studie und dem Monica-Projekt.

Dieser Befunde aus epidemiologischen Studien, in denen nachgewiesen werden konnte, daß die Plasmaviskosität ein Risikofaktor für die Entwicklung einer AVK darstellt, scheint mit doch von erheblicher Bedeutung. In diesem Sinne ist die klinische Bedeutung der Plasmaviskosität — als einziger rheologischer Parameter — gesichert.

Stichwortverzeichnis

A

B

C

D

H

I

J

K

L

M

N

O

P

W

X

Z